简 易 疗 法 治 百 病 丛 书

王 军
刘 兵
主编

极简脐疗治百病

中国医药科技出版社

内容简介

本书分为基础篇和临床篇，基础篇介绍了脐疗的常识，包括作用机制、脐疗常用材料及方法、注意事项等；临床篇详细介绍脐疗在内、外、妇、儿等各科常见疾病方面的应用。全书资料丰富，简单易学，可操作性强，适合临床医生及中医爱好者阅读参考。

图书在版编目（CIP）数据

极简脐疗治百病 / 王军，刘兵主编 .—北京：中国医药科技出版社，2018.6
（简易疗法治百病丛书）

ISBN 978-7-5067-9759-7

Ⅰ . ①极… Ⅱ . ①王… ②刘… Ⅲ . ①脐—中医疗法 Ⅳ . ① R244.9

中国版本图书馆 CIP 数据核字 (2017) 第 286819 号

美术编辑 陈君杞

版式设计 张 璐

出版 中国医药科技出版社

地址 北京市海淀区文慧园北路甲 22 号

邮编 100082

电话 发行：010-62227427 邮购：010-62236938

网址 www.cmstp.com

规格 710×1000mm ¹/₁₆

印张 16

字数 248 千字

版次 2018 年 6 月第 1 版

印次 2018 年 6 月第 1 次印刷

印刷 北京九天众诚印刷有限公司

经销 全国各地新华书店

书号 ISBN 978-7-5067-9759-7

定价 45.00 元

编委会

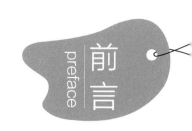

2000 年师从山东中医药大学高树中教授，跟随高老师临证，拜读高老师呕心沥血编纂而成的《中医脐疗大全》，进行硕士研究生毕业临床研究"隔药灸脐法抗衰老"。笔者深深体会肚脐作为人体的特殊解剖结构，在疾病的防治与保健方面发挥着无可限量的作用。中医教材有言，中医学遵循的是朴素的唯物主义，中医学最常用的思维方式是"取类比象"。笔者认为，每个腧穴的主治功能不同，功效有大小之别，恰如人类的社会分工，按每个人能力大小不同，职位有高低之分，腧穴的主治范围也不尽相同：有如普通百姓，主管自身事务，比如阿是穴；有如使者，主管上通下达，比如百会、列缺、后溪、公孙、大包等，擅长通经活络、引领诸经；有如州官，主管一方事务，比如太冲疏肝利胆，足三里健脾养胃，支沟通调三焦等；有如尚书，主管全国特定某一方面事务，比如八会穴、大杼主管全身骨病，膈俞主管全身血病，阳陵泉主管全身筋病等；有如首相，主管事务仅次于君主，伴随君主左右，主管阴阳两事，比如大椎主一身之阳，三阴交主调足三阴之阴等；还有如君主，主管全国事务，尤其大事，就腧穴而言，非神阙穴莫属。《难经·六十六难》言："脐下肾间动气者，人之生命也，十二经之根本也，故名曰原……五脏六腑之有病者，皆取其原也。"神阙穴位于肚脐中央，可以用于调节五脏六腑、十二经脉病证。笔者曾遇到一位韩氏女性，53 岁，身体羸弱，睡眠极差，烦躁易怒，常常连续多日彻夜不眠，长久如此，精神极差。若按中医辨证，则与肾精亏虚、心肝火旺、脾气不足均相关。一日来诊，诉说，明日将出国旅游半月，非常担心由于失眠生病国外，希望能立刻入睡。平素对其以针刺辨证治疗为主，虽然有效，但难以显效。无奈之下，诉诸君主之穴"神阙穴"，严格消毒之后，进针0.3寸，尚未及行针，病人即诉："王大夫，我感觉极其舒服，好像全身通透了一样。"这正验证了《难经·六十六难》之所言"十二经之根本……主通行三气，经历于五脏六腑"。再针他穴少许，及针毕再针旁边的病人时，已见她呼噜声起，熟睡不醒。自此以后，但凡有脏腑诸疾，久治不愈者，多选神阙穴而极效。

《难经·十六难》告诉我们肚脐还可以像"三部九候"那样准确诊断五脏疾病，该篇记载五脏病证可以通过观察或触按肚脐来明确诊断，例如："假令得肝脉……其内证脐左有动气，按之牢若痛；假令得心脉……其内证脐上有动气，按之牢若痛；假令得脾脉……其内证当脐有动气，按之牢若痛；假令得肺脉……其内证脐右有动气，按之牢若痛；假令得肾脉……其内证脐下有动气，按之牢若痛。"用肚脐诊断五脏疾病，去繁就简，操作简便，容易掌握，增加中医诊断的准确性。

肚脐作为人体最后关闭的通道，不仅位置特殊，结构也有奇特之处。虽为瘢痕组织，但是皮肤菲薄稚嫩，神经末梢丰富，针（灸）感明显；脐下血管网发达，便于药物的吸收与输布，是外治用药的理想部位，如《理瀹骈文》序中所言"气与病相中，内治无余事矣。变汤液而为薄贴，由毫孔以入之内，亦取其气之相中而已"。中药贴敷肚脐，发挥了药物与神阙穴的综合作用，其治疗效果较单用药物或者单用神阙穴的作用更优，真正发挥了"君主之穴"四两拨千斤的作用。

除此之外，神阙穴适用的治疗方法还有很多，例如艾灸、拔罐、热敷、中药贴敷等。自古以来，以肚脐作为治疗部位防治疾病的成功案例非常多，例如长沙马王堆出土的春秋战国时期帛书《五十二病方》开创了脐疗之先河，书中记载肚脐填药、敷药、涂药及角灸脐法；《杂疗方》中记载"取桂、姜、椒、蕉荄等"敷脐治疗阳痿；晋代《肘后备急方》记载"治卒霍乱诸急方，若烦闷凑满以盐内脐中上灸二十七壮；治救卒中恶死，灸脐中百壮"；唐代《外台秘要》记录用盐和苦酒涂脐治疗二便不通；清代《急救广生集》引《海上方》用莴苣菜捣敷脐上以治尿血；《清太医院配方》记载"毓麟固本膏"贴脐主治妇人"久无子嗣"；《理瀹骈文》中不但收录了许多脐疗方，而且明确指出"中焦之病，以敷脐为主"。不仅在古籍中有大量关于脐疗的记载，在民间也广为流传，相传数千年的广嗣延龄炼脐术，是由八百岁长寿老人彭祖所创，修炼时，选择每年特定的时节，在神阙穴内填敷特制的中药，外施以艾灸，即可达延年益寿之功。这些历史记载均反映了古人应用脐疗方面取得的宝贵经验和显著疗效。

由于时间仓促，当本书成稿以后，依然感觉不能尽情表述神阙穴作为"君主"之穴的全部功效，但可以看到肚脐作为人体中特殊的解剖部位，在疾病的诊断、预防以及治疗过程中的价值是无可限量的，正如伟大领袖毛泽东主席所言："中医药是一个伟大的宝库"，而脐疗法正是这个伟大宝库中的一颗璀璨的明珠。希望脐疗法作为一种简便易学有效的治疗方法能够普及民间、惠及百姓、提高人民的健康水平。

王军

2017 年 4 月 25 日

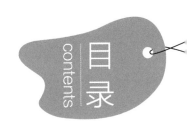

目录 contents

基础篇

临床篇

基础篇

第一章　脐疗的概述

第一节　脐疗的概念

脐疗，即"脐中疗法"，是以肚脐为体表刺激及外用中药部位，通过经气激发、药物吸收、全息感应等作用，发挥肚脐调控全身的功能，从而达到养生保健及防治疾病目的的一种中医外治疗法。脐疗最早见于出土古医帛书《五十二病方》，在历代中医古籍中有大量散见记载，并在民间广泛流传，被用于治疗各科病证及养生延年，至今已有数千年的历史。脐疗方法绿色安全，简便有效，越来越受到人们的欢迎。

肚脐是先天之"命蒂"，后天之"气舍"，是人体气化的关键部位，也是通连全身经络的总枢。肚脐处有一人体至关重要的腧穴——神阙穴。神阙，宋以前文献均作"脐中"，自宋代《铜人腧穴针灸图经》始改作"神阙"，又称其为"气合"，明刊本《外合秘要》还称其为"气舍"。此外，神阙还有脐孔、气寺、维会、命蒂等别名。中医学称神阙穴为十二经络之根，呼吸之门。通过神阙穴的命名方式，我们可以分析出在古典中医学理论中，肚脐对于人体的重要作用。神，有元神、神机、神奇、变化的含义；阙，有门观、宫殿、阙如的意思。"神阙"二字合在一起即为：肚脐作为腹部体表的一个小缺口（亦称"半窍"），是进入蕴藏着人体元神之机又变化无穷的宫殿（即腹部，神阙深部）的门户。

脐的最深处称脐底，在脐底中心有一处小的突起称为脐蕊，脐蕊周围与脐壁之间的凹陷部分称为脐沟，脐的周围部分称为脐壁，脐壁上有许多深浅不等的皱襞，称为脐襞；脐与腹部平面的交界处称为脐缘。脐部没有皮下组织，也没有腹膜外脂肪组织，肚脐的这种结构为药物的渗透和吸收提供了一条较好的途径。脐位于腹部正中央凹陷中，胎儿在母体中生长、发育、生血、长骨、长发以至发育成人的整个生命过程，均依靠脐带供血和输送营养，以维持胎儿的生命活动。中医学认为脐为"先天之本""生命之本源"。因此脐虽是脐带脱落之后的一个根蒂组织，但它绝不是一个孤立的蒂结。脐与人体十二经脉、五脏六腑、四肢百骸、皮毛骨肉都有着极其密切的生理与病理的联系。脐为经络之总枢，经气之汇海，通过冲任督带可与全身经脉相通，故刺激神阙穴可以通过调理十二经脉气血而达到调整脏腑功能，平衡阴阳的作用。历代医家在长期的医疗实践中认识到神阙是人身之特殊的穴位。如果生活起居不慎，脐部感受风寒，往往会引起腹痛、腹泻、恶心、呕吐等感寒之证，其中尤以小儿常见，此时可用艾灸或用某些温热药物敷贴于脐上，病情旋即缓解或消失。这就充分表明，脐在药物或艾灸的作用下，能够调整机体阴阳的偏盛偏衰状态，从而达到治疗疾病的目的。

清代中医外治法名医吴师机在《理瀹骈文》中说："外治之理即内治之理，外治之药亦即内治之药，所异者法耳！"近人研究证实，药物敷脐，药物分子可通过脐部皮肤的渗透和吸收作用而弥散人体内，通达全身。脐疗时宜选用药性峻猛，辛香走窜的药物，这些药物能够削弱脐部表皮角质层的屏障作用，增强药物的渗透性。针对治疗目的及治疗病证的不同，可以选择水、醋、酒精、药汁等调敷药物，以增加药物有效成分的溶出及吸收，同时，还可以使药物直达病所，增强疗效，起到引经的作用。

脐疗在使用上变化多样，能够随病情的变化及时调整用药，且没有口服药物作用持续时间短，有效成分破坏较多的缺点，越来越为人们所乐于接受。

第二节　脐疗的历史沿革

脐疗历史悠久，它是从古代敷贴、药熨的基础上发展来的。早在上古时期，古人在与自然和疾病作斗争的过程中，发现树枝、干草燃烧取暖可以缓解疼痛，树叶、草茎等裹敷伤口可以促进伤口的愈合……这些原始的方法就是敷贴、药熨疗法的起源。在历代的文献中，不乏有关脐疗的记载，大体可分为以下几个阶段：

一、源于先秦两汉

相传殷商时期，即有应用脐疗养生之法，如"太乙真人熏脐法"，药用乳香、没药、附子、肉桂、小茴香、丁香等共研细末，隔姜灸脐防治各种慢性病。而相传活了八百岁的彭祖创"彭祖小接命蒸脐秘方"，药用乳香、没药、雄鼠粪、青盐、乌头尖、续断、麝香等熏蒸肚脐，言"凡灸后，容颜不同，效应无比……可却病延年"。而1973年湖南马王堆汉墓出土的帛书《五十二病方》中，也有关于脐疗的"肚脐填药、敷药、涂药及角灸脐法"。可见，早在春秋战国以前，脐疗就已经萌芽。而彭祖和太乙真人据传为殷商时期的巫医，由此推知，脐疗早在殷商时期即已开始应用。

秦汉时期，脐疗的理论基础逐步夯实，脐疗法从散见于民间或古医籍中，发展为逐步形成系统的理论体系。在秦汉时期的代表书籍中，有脐疗的经络学基础，脐疗的诊断、治疗、预后等内容的论述。《黄帝内经》是现存最早的一部完整的中医学经典著作，分为《素问》和《灵枢》两部分。《素问》重点论述了脏腑、经络、病因、病机、病证、诊法、治疗原则等内容。《灵枢》除了论述脏腑功能、病因、病机之外，还重点阐述了经络腧穴、针具、刺法及治疗原则等。在《素问》和《灵枢》各篇中，散在有论述脐与经络的循行联系及脏腑关系，如《素问·骨空论》："其少腹直上者，贯脐中央，上贯心，入喉……"；再如《灵枢·杂病》："腹痛，刺脐左右动脉，已刺按之，立已"，为脐疗法的应用奠定了坚实的理论基础。

《难经·六十六难》曰："脐下肾间动气者，人之生命也，十二经之根本也。"此外，在《难经·十六难》中，有"假令得肝脉……其内证脐左有动气……其病四肢满闭、癃溲便难、转筋……假令得心脉……其内证脐上有动气……假令得脾脉……其内证当脐有动气……假令得肺脉……其内证脐右有动气……假令得肾脉……其内脐齐下有动气……"详细阐述了脐上、下、左、右及脐中动气与心、肾、肝、肺、脾的一一对应关系，及其表现在外的疾病证候，为临床诊断提供了思路。

东汉张仲景所著《伤寒论》中，也有对脐疗的应用。如："凡中暍，不可使得冷，得冷便死，疗之方：屈草带，绕暍人脐，使三两人溺其中，令温。"

二、长于魏晋隋唐

在魏晋隋唐时代，脐疗理论逐渐完备，脐疗的应用范围也大大增加，扩展为内外妇儿各科皆可应用。

晋·皇甫谧在《针灸甲乙经》中首次提出神阙禁针："脐中，神阙穴也，一名气舍，禁不可刺，刺之令人恶疡溃矢出者，死不治"。书中还记载了不孕、水肿、腹水、脐疝、腹痛、肠鸣、气上冲心等病证的灸脐疗法。如"水肿大脐平，灸脐中，腹无理无治""肠中常鸣，时上冲心，灸脐中""绝子，灸脐中，令有子"。

晋·葛洪《肘后备急方》记载了不少应用脐部外用药或者隔药物灸治疗急症的方法，为脐疗治急症提供了依据。如"救卒死，灸脐中百壮""治吐且下利者，以盐纳脐中，灸二七壮""疗霍乱苦绞痛不止，方以姜、豉合捣、研如粉，熬令灼灼，更番以熨脐中"。

唐·孙思邈《备急千金要方》《千金翼方》也广泛记载了脐疗的应用。如《千金翼方》："凡霍乱灸之或虽未即差……内盐脐中灸二七壮，并主胀满"；《备急千金要方》："少年房多短气……又盐灸脐孔中二七壮""气淋，脐中著盐，灸之三壮""妊娠时疾，令子不落，取灶中黄土，水和涂脐；或以酒和涂，或以泔清和涂"等。

唐·王焘《外台秘要》也有众多脐疗方法的记载。如"卒关格，大小便不通，支满欲死，盐和苦酒和，涂脐中"，应用涂脐疗法。

魏晋隋唐时期，脐疗得到了长足的发展，脐疗的形式也越来越多样化，有灸脐、敷脐、熨脐、涂脐、脐疗药膏等方法，其中"紫金膏""太乙膏""阿魏化痞膏"等至今仍在临床应用。

三、成于宋元明清

脐疗在宋元明清达到鼎盛时期。脐疗的药物、方剂、形式更加多样化，除灸脐、熨脐、敷脐、熏脐、贴脐、涂脐、填脐之外，更有滴脐、呵脐、灯火灸脐、封脐、缚脐、围脐、脐部拔罐、脐部按摩、脐部刺血等方法。

宋·庄绰《西方子明堂灸经》："主泄利不止，小儿奶利不绝，灸百壮，小儿五至七壮。……久冷伤惫"。宋·王执中《针灸资生经》："脐中等主小腹臟气痛""脐疝绕脐痛，冲胸不得息，灸脐中""主小儿脱肛，或脐中随年"，此外，王执中还以鼠粪灸脐中作为老年保健的方法。宋代官修方书《太平圣惠方》也记载有脐部保健灸：灸脐具有温补元阳、健运脾胃、益气延年之功效。其中隔盐灸、隔姜灸每次3~5壮，隔日1次，每日10次，每晚9点钟灸之为佳，灸至局部感到温热舒适，灸后稍有红晕为度，古人多累积灸之三五百壮；隔柏树白皮灸："治小儿撮口及口噤，取柏树白皮，穿入小孔子，安于脐上，以艾炷入柏树皮孔中，灸之便差，此为隔柏树白皮灸"。《圣济总录》中记载了治小利不通的封脐疗法："取葱津和腻粉调如泥，封脐内，以裹肚系定，热手熨，须臾即通"。此外，《圣济总录》还记载了呵脐法："小儿初生，气体稚弱……，气有所亏，则灸以助之，或呵脐，或卫囟，然后乳用哺"。宋·窦材《扁鹊心书》一书，对灸法大为推崇，认为"保命之法，灼艾第一，丹药第二，附子第三"。窦氏对很多疾病如痢疾、便秘等，都用重灸脐部的方法。宋·钱竽《海上方》记载有用莴苣菜捣敷脐上以治尿血的方法。宋·周应《简要济众方》有治筋骨疼痛熏脐方，用猩红（即银朱）、枯矾为末作三纸捻，每以一捻蘸油点火熏脐，被覆卧之取汗。南宋·杨倓《杨氏家藏方》治小便不通，用矾石散（矾石）水滴脐中治疗。宋·朱佐《类编朱氏集验方》治老人小便不通，以茴香、白颈地龙杵汁，倾脐中即愈。

元代也不乏应用脐疗的医家。如元·吴瑞《日用本草》治二便不通，以葱白杵，填脐中，艾火灸七壮。元·危亦林《世医得效方》治初生儿大小便不通，腹胀欲绝，令妇人以温水漱口，吸咂儿前后心并脐下手足心共七处，每一次凡三五次漱口吸咂，取红赤为度，须臾自通。

明代医籍中关于脐疗的应用比比皆是。如明·李梴《医学入门》："凡一年四季各熏（指熏灸脐部）一次，元气坚固，百病不生"；明·张洁《仁术便览》治大人小儿久泻不止，及自汗不止，五倍子为末，入麝香少许，封于脐中；治大小便不通，田螺三枚，连壳捣如泥，加麝香少许贴脐中，以手揉按立通。明·董宿《奇效良方》治溺水死，以酒坛一个，纸钱一把，烧放坛中，急以坛口覆溺水人脐上，冷则再烧纸钱，放于坛内，覆脐去水即活。明·龚廷贤《万病回春》中载有"彭祖小接命熏脐秘方"和"益寿比天膏"，能却病延年。明·李时珍《本草纲目》载治"小儿盘肠，内钓腹痛，用葱汤洗儿腹，仍以炒葱捣贴脐上，良久，尿出痛止"。此外，明·高武《针灸聚英》、杨继洲《针灸大成》、张介宾《类经图翼》中皆有脐疗的论述及记载。

清代脐疗的应用更加普遍，不论是官修医籍还是民间方书，均不乏脐疗方法的记载。如《医宗金鉴》明确指出脐疗治百病。清·程鹏程悉心博览，广辑方书，穷力搜讨数十年，集内外治法三千余方，并将其外治方一千五百余首进行分门别类，汇纂成《急救广生集》，该书又名《得生堂外治秘方》，成书于嘉庆癸亥（1803年）年间，是我国清代著名而又难能可见的外治法专书。书中所用外治疗法包括涂、针、灸、砭、镰、浸洗、熨搨、蒸提、按摩等多种方法，其中涉及到许多脐疗的方剂，如治黄疸：用湿面为饼穿孔簇脐上，以黄蜡纸为筒长六寸，插孔内，点烧，至根剪断另换；《急救广生集》引《文年山堂方》治腹痛：用红枣两个，巴豆三粒，同捣烂裹缚脐上；治阴证伤寒指甲青者，用老雄鸡一只，当脊开连肠血等乘热急裹于脐上，将布缚定，一周时即醒。清·邹存淦《外治寿世方》治黄疸：用天南星叶捣烂，放茶杯内，平口扣在脐上，汗巾缚住，愈一昼夜解下，腹上自起一大疱，用银针从下面刺破，渐渐流出黄水，水尽自愈。清·夏禹铸《幼科铁镜》中记载用灯芯蘸麻油燃火，烧灼神阙穴（其他穴位也可应用），用治脐风、惊痫、风痰闭证。清·吴谦有"贴脐琥珀丹"治疗水饮为病，用之多效：药用巴豆去油12g，轻粉6g，硫黄3g，研匀成饼，先用新棉一片布脐上，内饼，外用帛缚，时许自然泻下恶水，待下三五次后，去掉药饼，以粥补住，日久形羸，隔一日取一次，一饼可救三五人。清·赵学敏《串雅内外编》也有许多脐疗方法的应用。

《理瀹骈文》是清·吴师机综合前人和古典医籍中有关外治的论述，并汇集民间的外治法，集二十年之经验，易稿十余次，写成的外治专著。该书对中医外治法的总结与发展作出了重大贡献，书中记载数百首脐疗验方，所治病证囊括内、外、妇、儿、五官各科的常见病。吴师机认为："外治之理即内治之理，外治之药亦内治之药，所异者，法尔""中焦之病，以药切粗末炒膏，布包敷脐上为第一捷法""昔人治黄疸用百部根敷脐上，酒和糯米饭盖之，以口中辣去之。则可知由脐而入无异于入口中"，阐明了敷脐、内服乃异途而同归之法耳，他对中医外治疗法的精辟见解和宝贵经验，是中医学史上的一大创举。

四、继承发展于近现代

近代医家陆晋笙所著《鲟溪外治方选》一书，是论述外治法的专著，此书介绍脐疗方药近百首，是近代对脐疗法所进行的一次较为全面的总结。

建国以后，随着中医学事业的发展，脐疗在理论探讨和临床应用等方面都有了不少发展和创新。通过查阅文献发现，近30年已发表2000余篇有关"脐"的论文，其中绝大部分为临床报道，脐疗广泛用于内、外、妇、儿、五官等各科170多种疾病，均取得较好疗效。迄今发现脐疗最早的一部著作为刘毅东的《填脐疗法》，未正式出版。自20世纪80年代至今，已陆续有30余部脐疗专著问世，其中尤以高树中教授的《中医脐疗大全》较为突出，其首次对脐疗古今文献进行较全面、系统总结，对脐疗理论进行了开创性的研究。2007年，高树中教授主持的"脐疗防治疾病的临床疗效评价和机理研究"获批科技部重点基础研究发展计划（973计划）资助。近年来，脐疗的应用产品也如雨后春笋般出现，比较知名的如505神功元气袋、丁桂儿脐贴、荣昌肛泰等，还有一些脐灸设备的改进，也颇为引人注目。

第三节　脐疗的理论基础

一、古代哲学基础

中医是古代哲学指导下的应用于人类健康生命活动的诊疗技术，中医学受传统哲学的影响深远，尤其是《易》对中医学的形成和发展有着至关重要的意义。《灵枢·九宫八风》讲了风从不同方向来，东、南、西、北、东南、西南、东北、西北八面来风，有正贼之别，即易及九宫八卦在自然界和人体的应用。

河洛之数是古代天文学发展过程中观察天象所得，《易·系辞上》："河出图，洛出书，圣人则之……"，河图洛书发展成易。河图之数即《尚书大传·五行传》："天一生水，地二生火，天三生木，地四生金。地六成水，天七成火，地八成木，天九成金，天五生土……"其生成数即："天一生水，地六成之；地二生火，天七成之；天三生木，地八成之；地四生金，天九成之；天五生土，地十成之"。洛书之数即《黄帝九宫经》所载："戴九履一，左三右七，二四为肩，六八为足，五居中宫，总御得失……"，"则坎一，坤二，震三，巽四，中宫五，乾六，兑七，艮八，离九"。河图洛书各有数，应用不外生成制化。《尚书·顾命》："伏羲王天下，龙马出河，遂则其文以画八卦……"，伏羲画先天卦，乾为天，坤为地，震为风，巽为雷、坎为水、离为火、艮为山、兑为泽，先天之数：乾一，兑二，离三，震四，巽五，坎六，艮七，坤八。司马迁的《史记·太史公自序》："盖西伯拘而演《周易》……"，文王八卦是后天卦，震居东方，为木，巽居东南，为木，离居南方，为火，坤居西南，为土，兑居西方，为金，乾居西北，为金，坎居北方，为水，艮居东北，为土，以列方位，东升西降，左长中化右收，配九宫而有后天之数。河图、洛书、先后天八卦对应不同脏腑和人体的部位及数性，以其生长制化来指导各类应用。人体各部配八卦，乾为金，应头；兑为金，应口；离为火，应目；震为木，应足；巽为木，应股；坎为水，应耳；艮为土，应手；坤为土，应腹部。

腹居中宫，脐居腹中，为先后天连接之本，脐河图数为五，九宫、后天数为二，先天数为八，地二生火，天五生土，地八成木，成左旋上升之势，其用在阳升阳长，人身立命于阳之气化，脐居腹而用在阳气生长，故以脐之地利，行气化之用必能生生不息。

二、中医学基础

神阙为神之中舍，上为天部，下为地部，神阙居中为人部，《会元针灸学》上写道：上则天部，下则地部，中为人部，两旁有气穴、肓俞，上有水分、下脘，下有胞门、横户，脐居正中，如门之阙，神通先天。父母相交而成胎时，先生脐带如荷茎，系于母之命门，天一生水而生肾，状如未敷莲花，顺五行以相生，赖母气以相转，十月满胎，则神注入脐中而成人，故名神阙。《类经附翼·大宝论》曰："人之初生，生由脐带，脐接丹田，是为气海，即命门也。所谓命门者，先天之生我者由此而受，后天之我生者由此而栽也。夫生之门即死之户，所以人之盛衰安危皆系于此者，以其为生气之源，而气强则强，气衰则病，此虽至阴之地，而实元阳之宅。"均对脐给予了极高的评价，脐不仅是生死之门，也是调整机体气血阴阳的重要门户，这一点，有其经络学基础。

（一）脐与五脏六腑的联系

脐通过经脉、络脉、经别、经筋、奇经八脉等与五脏六腑相通应，从而调节其气血阴阳的变化。

脐通过督脉与心联系：《素问·骨空论》：督脉"其少腹直上者，贯脐中央，上贯心"。

在营气循行过程中，脐通过督脉与肝联系：《灵枢·营气》："上行至肝……其支别者，上额，循巅，下项中，循脊入骶是督脉也，络阴器上过毛中，入脐中。"

在营气循行过程中，脐与肺联系：《灵枢·营气》："故气从太阴出……入脐中，上循腹里，入缺盆，下注肺中，复出太阴。"

脐并未直接与脾产生联系，而是通过足太阴脾经的公孙穴、奇经八脉中的冲脉，间接产生相通关系：冲脉挟脐上行，脾经之公孙穴通于冲脉。同样，脐为任脉腧穴，而手太阴肺经之列缺穴通于任脉。

脐通过带脉与肾联系：带脉前平脐部，肾通过带脉通脐。

脐与大肠小肠联系：《灵枢·肠胃》："迴肠当脐""小肠后附脊，左环迴周迭积，其注于迴肠者，外附于脐上"。《幼科大全·论脐》："脐之窍属大肠"。

脐与三焦联系：《难经·三十一难》："中焦者……其治在脐旁；下焦者……其治在脐下一寸，故名曰三焦。"

（二）脐与经脉的联系

脐与手少阴心经经筋产生联系：《灵枢·经筋》："手少阴之筋……下系于脐。"

脐与足太阴脾经经筋产生联系：《灵枢·经筋》："足太阴之筋……聚于阴器，上腹结于脐。"

脐与足少阴肾经经别及经脉均有联系：《灵枢·经别》："足少阴之正……上至肾，当十四椎，出属带脉。"冲脉起于气街，伴足少阴肾经挟脐上行。

脐于足阳明胃经经脉联系：《灵枢·经脉》："胃足阳明之脉……下挟脐。"

脐与任脉联系：脐为任脉腧穴。

脐与督脉联系：《素问·骨空论》："其少腹直上者，贯脐中央，上贯心，入喉……"

脐与带脉：《灵枢·经别》："当十四椎，出属带脉。"带脉"横绕腰腹周围，前平脐，后平十四椎"。

脐与冲脉：《素问·骨空论》："冲脉者，起于气街，并少阴之经，挟脐上行，至胸中而散。"

任脉为"阴脉之海"，督脉为"阳脉之海"，带脉横行腰腹间，约束诸阴经，冲脉为"十二经脉之海"，故脐可以通过督、任、冲、带四条奇经与十二经脉产生联系，调节周身气血。

三、解剖学基础

脐是人体与生俱来的先天性标记。在胚层开始分化的同时，胚盘向羊膜腔内隆起，开始形成胚体，随着胚体的发育，胚体腹侧的卷折缘越来越靠近，最终在胚体腹侧形成圆索状结构即原始脐带。脐带是连于胚胎脐部和胎盘之间的索状结构。脐带外包羊膜，内为黏液性结缔组织、脐动脉和脐静脉，还有闭锁的卵黄囊和尿囊，出生前后即行闭锁。脐静脉只有1条，闭锁后成为肝圆韧带，而静脉导管在闭锁后成为静脉韧带。脐动脉有2条，它是髂内动脉的分支，在胚胎时期动脉较短，以后逐渐增长。其由髂内动脉发出后先在膀胱两侧向上行走，后沿腹前壁上行，经脐环穿出闭锁成脐内侧韧带。脐是胚胎发育时期腹壁的最晚闭合处，是腹前壁薄弱区。母体中的胎儿是靠胎盘来呼吸的，属先天真息状态。婴儿脱体后，脐带即被切断，先天呼吸中止，后天肺呼吸开始。

肚脐是腹壁最薄的地方，没有皮下脂肪，但是神经、血管非常丰富，所以药物易于渗透、吸收，加上药物不受胃酶的干扰破坏，因此用药量少、见效快。由于不经肝脏代谢，可减少毒副反应，因此是一条理想的给药途径。

四、其他理论基础

（一）物理理论（混沌学）

有人用物理学中的蝴蝶效应描述脐疗的作用。

蝴蝶效应　是指在一个动力系统中，初始条件下微小的变化能带动整个系统的长期的巨大的连锁反应。其经典阐述："一只南美洲亚马孙河流域热带雨林中的蝴蝶，偶尔扇动几下翅膀，可以在两周以后引起美国德克萨斯州的一场龙卷风。"其原因就是蝴蝶扇动翅膀的运动，导致其身边的空气系统发生变化，并产生微弱的气流，而微弱的气流的产生又会引起四周空气或其他系统产生相应的变化，由此引起一个连锁反应，最终导致其他系统的极大变化。"蝴蝶效应"主要是关于混沌学的一个比喻。

混沌学　科学发现，出现混沌运动这种奇特现象，是由复杂系统内部的非线性因素引起的。所谓复杂系统，是指非线性系统且在临界性条件下呈现混沌现象或混沌性行为的系统。非线性系统的动力学方程中含有非线性项，它是非线性系统内部多因素交叉耦合作用机制的数学描述。正是由于这种"诸多因素的交叉耦合作用机制"，才导致复杂系统的初值敏感性即蝴蝶效应，才导致复杂系统呈现混沌行为。

当前，非线性学及混沌学的研究，是人类对自然与社会现象的认识正在向更为深入复杂的阶段过渡与进化。人体作为自然界中最复杂的生命之一，复杂的身体结构之间存在非线性因素引起的混沌现象。而脐在胚胎发育直过程中直至出生前，是与母体联系的唯一通道，可以说是人类生命产生的初始触发点，因此，脐疗可以对人体产生积极的"蝴蝶效应"。

（二）经络-筋膜学说

贺振泉等提出"脐疗的形态学实质-经络筋膜说"，脐结构以筋膜为主体，脐部位于腹正中线中点的稍下方，一般相当于第3、4腰椎体之间。在胚胎发育期，脐为腹壁的最晚闭合处。脐带脱落后，由腹白线形成的脐环即行闭锁，局部形成致密的筋膜板，称为脐筋膜。由于脐部无脂肪组织，肌肤、筋膜和腹膜直接相连，故脐为腹壁薄弱处之一。脐的层次解剖是：肌肤→皮下筋膜→脐纤维环→腹内筋膜→腹膜下筋膜。出生后，胎儿出生切断脐带包扎后，脐静脉和脐动脉也均弃而不用，由其内膜增厚突入管腔，将之封闭，最后脐静脉变成肝圆韧带或称脐静脉索；静脉导管退化形成静脉韧带或静脉导管索。脐动脉的近侧段保留成为髂内动脉，其远侧段则成为脐动脉索或脐外侧韧带。

该学说认为，脐疗通过改善内脏及组织的生理活动和病理变化，达到防病治病的目的。

（三）达芬奇与《维特鲁威人》

达芬奇是文艺复兴的杰出代表人物，达芬奇以绘画而闻名于世，但就其成就来说，他在解剖学方面也取得了不可磨灭的成就。达芬奇的作品《维特鲁威人》作为解剖学出发点的意义远大于其从艺术方面的出发点，它的原始意义是为了诠释两个关于人体的定律："人伸开的手臂的宽度等于他的身高""如果你双腿跨开，使你的高度减少十四分之一，双臂伸出并抬高，直到你的中指的指尖与你头部最高处处于同一水平线上，你会发现你伸展开的四肢的中心就是你的肚脐，双腿之间会形成一个等边三角形"。肚脐作为人体的"中心"，其之于人体健康的意义毋庸置疑。

（四）黄金分割点理论

黄金分割点是指把一条线段分割为两部分，使其中一部分与全长之比等于另一部分与这部分之比。其比值是一个无理数，用分数表示为（$\sqrt{5}-1$）/2，取其前三位数字的近似值是0.618。这个数值的作用不仅体现在诸如绘画、音乐、建筑等艺术领域，而且在管理、工程设计，乃至体表医学等方面也有着不可忽视的作用。据测量，肚脐约位于人体头顶至脚底这个"线段"的其一"黄金分割点"，是体表刺激疗法调整人体的最佳作用点。

（五）佛、道与丹田

"丹田"是佛、道两家修性、修炼的重要部分，而丹田的位置，历来为众家争论不休。丹田有上中下三丹田之分：上丹田为督脉印堂之处，又称"泥丸宫"；中丹田为胸中膻中穴处，为宗气之所聚，又称"绛宫"；下丹田为神阙穴（一说下丹田为脐下三寸之关元穴）。佛教修性，即是从一开始就从上丹田的神开始修炼。道家修炼命功入门，先从神阙穴开始修炼，入门容易，不容易出偏差。人身虽有三丹田之说，但一般所说意守丹田，都是指意守下丹田。下丹田是"性命之祖""阴阳之会""呼吸之门""水火交会之乡"，是真气升降开合的枢纽，通过意守丹田达到入静状态，甚至取得实际治疗效果，也已经被实践所证明。

（六）全息医学理论

"全息"一词，最早始于物理学，是"全部信息"的简称。从全息医学的角度而言，人体的每一个相对独立部分（即全息胚，如面部、鼻子、眼睛、腹部、肚脐等），可包含人体整体的全部信息。中医学里的全息思维，最早可见于《内经》，《灵枢·五色》记载了面部不同区域对应人体全身各部，这些区域既可诊断人体对应部位病证，又可通过刺激，以治疗该部位病证。

肚脐是一个具有独特解剖结构和作用的相对独立部分，也是人体最为重要的全息胚之一。《难经·十六难》在论述肾间动气诊法时，明确记载了肚脐一周对应人体的五脏系统（五脏系统又统摄人体全身）。我们在临床实践中也发现，在脐部确实存在着一个微针（诊）系统，可以诊治全身各部疾病。

（七）第二大脑学说

据德国《地球》杂志报道，人类的许多感觉和知觉都是从肚子里传出来的，腹部的肠道里有非常复杂的神经网络，并有大约1000亿个神经细胞，人体的神经传递物质——血清素95%都产生于此，这套神经系统能下意识地储存身体对所有心理过程的反应，而且每当需要时就能将这些信息调出并向大脑传递，影响思维与决定。因此，腹部肠道的神经系统又被西方科学家们称之为"腹部大脑""肠脑""第二大脑"等。

脐疗法通过对肚脐及其深部肠道的刺激，可以积极影响和调节这一被称为"第二大脑"的腹部肠道神经系统，进而通过"神—气—形"的路径，来调节人体各个层面的疾患。临床中我们发现，脐疗对于失眠、焦虑症等有着最直接的疗效。

第四节 脐疗的优势

一、疗效显著，作用迅速

脐疗法适用范围内的病证，若能按法选方用药，坚持治疗，多能很快见效，多获良效或痊愈。

二、适应证广，长于救急

脐疗的功用及适应证非常广泛，对消化、呼吸、泌尿、生殖、神经、心血管系统均有作用。并能增强机体免疫力，可广泛用于内、外、妇、儿、皮肤、五官科疾病，并可养生保健。对一些重证昏迷及口噤难进汤药者，则能救急扶危，以解除中药汤剂不能及之窘况。

三、安全可靠，副作用少

脐疗法属中药外治法，除少数皮肤过敏外，一般无副作用，安全可靠，无后顾之忧。

四、易于接受，便于推广

口服给药不少病人不愿接受，而脐疗无论是吃药怕苦、打针怕痛、针灸怕针、服药易吐及不能服药的病人，还是体虚衰老病急苦无良法时，均可适当使用，病人乐于接受，便于广泛应用。对这些尤其适宜。

五、操作简单，药简价廉

脐疗操作简单，安全可靠，经济实用，易学易会。其用药量小，既可节约医疗费用，又能节约药物资源。尤其适合在社区、基层及农村推广使用。

第二章 脐疗材料及常用方法

第一节　脐疗材料

一、药物材料

（一）药物选择

脐疗药物选择应该注意以下几点。

（1）选用的药物应是气味俱厚之品，或是力猛有毒之药，且多生用。这是由于脐窝较小，存药不多，且药力从外入内，气味清淡之品不易收效。

（2）加入一些芳香穿透型的药物如冰片、樟脑、砂仁、香附、蟾酥以及富含挥发性成分的药物。现代则多加用促渗剂。

（3）为使药物直达病所，使药力持久而奏效迅速，除了通常辨证配方，常配伍善于通经走络，开窍透骨，拔毒外出之引经药。现常用姜、葱、蒜、花椒、芥子、轻粉、冰片、麝香等。或在调和时使用具有引经作用的药液或赋形剂将所用药物调成糊状或饼状。

（4）由于脐窝面积小，所容纳药物有限，为提高疗效，可将药物提炼，如将药物浸油，使有效成分溶出，再通过熬制成为膏剂，不但可提高疗效，还能延长药物的保存时间。

（5）在补益的方剂中可酌加血肉有情之品，如羊肉、鲫鱼、人乳等。临床上血肉有情之品虽然可以补气血阴阳，但因其味厚、腻滞，易伤脾胃，故在临床应用上比较谨慎。而脐疗法就可以解决这个问题。

（二）剂型制备

（1）散剂　将配方中的某些药物在进行炮制后混合加工成细末，也可把配方中的每一味药材单独加工研细末，按要求混匀。用时加赋形剂拌为合适的状态，如稀糊状、膏状等，也可直接把药末填入脐内。散剂制作方法简便，应用灵活，可随用随调。不用时应使用玻璃瓶等不易与药物发生反应的器具密闭保存，以防药物失效。

（2）糊剂　配方中药物研细末后，加用赋形剂如水、酒精、醋、蛋清、麻油等拌匀成糊状。或直接用鲜药（包括草药和虫类药）洗净后直接捣烂成糊状以敷脐。糊剂药物取材方便，制作简单，可使药效延缓释放而延长药物作用时间，并缓和药物的毒烈之性。

（3）膏剂　将配方中的药料先用香油浸渍一段时间，然后放入锅内加入植物油，用文火慢慢熬制，待药料焦黄起锅，再滤去药渣，再放入一定量黄丹熬炼，待成膏后，摊涂到一定规格的布、皮、牛皮纸等材料上，待冷却后即可保存。膏剂存放时间长，不易变质，甚至几十年不变质。用时，将膏药加热烤软后待温度合适后敷贴脐部，也可用时根据辨证加入药末，拌匀后敷贴。

（4）饼剂　将药物研细末，调辅料做成饼，也可将新鲜药物捣烂，加入面粉拌匀做成饼并入笼蒸熟。或将捣烂药物直接做成饼状，以不散为度。饼剂多用草药，药性和缓，可在饼上加用艾灸，促进药物吸收及改善病人症状。

（5）丸剂　将药物研细末后，加用辅料如蜂蜜、蜡、凡士林等调匀后搓成丸剂，然后烘干或晒干。丸剂保存时间也比较长。丸剂选药多用药性较强，毒性或芳香性药物。多做填脐使用，也可将丸子用酒或醋等赋形剂化开敷脐或涂脐用。

（6）巴布贴剂　指药材提取物、药材或和化学药物与适宜的亲水性基质混匀后涂布于背衬材料上制成的贴膏剂，属经皮给药剂型。

二、贴敷材料

主要是选择用于固定药物的材料。即将药物放进肚脐之后，需要加以贴敷固定，使药物能持续作用。

就目前来说，脐疗较常使用的贴敷材料有：伤湿止痛膏，麝香壮骨膏，医用脱敏胶布，纱布等。

三、灸用材料

主要材料为艾绒，艾绒是由艾叶加工而成。选用野生向阳处5月份长成的艾叶，风干后在室内放置1年后使用，此称为陈年熟艾。取陈年熟艾去掉杂质粗梗，碾轧碎后过筛，去掉尖屑，取白纤丝再行碾轧成绒。也可取当年新艾叶充分晒干后，多碾轧几次，至其揉烂如棉即成艾绒。

（一）艾炷的制作

适量艾绒置于平底瓷盘内，用食、中、拇指捏成圆柱状即为艾炷。艾绒捏压越实越好，根据需要，艾炷可制成拇指大、蚕豆大、麦粒大3种，称为大、中、小艾炷。

（二）艾卷的制作

将适量艾绒用双手捏压成长条状，软硬要适度，以利炭燃为宜，然后将其置于宽约5.5cm、长约25cm的桑皮纸或纯棉纸上，再搓卷成圆柱形，最后用面浆糊将纸边粘合，两端纸头压实，即制成长约20cm，直径约1.5cm的艾卷。

（三）间隔物的制作

在脐疗间隔灸时，需要选用不同的间隔物，如盐、鲜姜片、蒜片、蒜泥、中草药等。鲜姜、蒜洗净后切成2~3mm厚的薄片，并在姜片、蒜片中间用毫针或细针刺成筛孔状，以利灸治时导热通气。蒜泥、葱泥等均应将其洗净后捣烂成泥。中草药则应选出相应药物打碎成粉末后，用黄酒、姜汁或蜂蜜等调和后塑成薄饼状，也须在中间刺出筛孔后应用。

（四）灸疗仪器

就是方便艾灸过程的辅助器具，使灸疗养生、保健者更容易、更方便、更安全地使用艾灸。艾灸器种类繁多，最传统的是艾灸盒，分为竹木制和较好的橡木制的，比较方便实用的是随身灸。近年来出现的一些科技含量较高、功能较多的肚脐专用灸疗器，可以在临床治疗中实现两种或两种以上方法的结合应用。如有的艾灸仪具有艾灸与磁疗同时进行，不燃烧，无污染，温度可调，自动控温等特点。

四、拔罐材料

即在肚脐用拔罐法操作时所用的器具。拔罐器具按材质分类，有角罐、竹罐、陶瓷罐、玻璃罐、金属罐、橡胶罐、生物陶瓷火罐、塑料罐等；按排气方法分类，有火罐、水罐、抽气罐、注射器抽气罐、空气唧筒抽气罐、皮排气球抽气罐、电动抽气罐、挤气罐、双孔玻璃抽吸罐；按功能分类，有电罐、磁罐、药物多功能罐、远红外真空罐等。用于脐疗的拔罐多是玻璃罐拔火罐及抽气罐。

第二节　脐疗的常用方法

一、敷脐疗法

用药末或用生药捣研后（或兑入不同性质的液剂，摊成饼状、糊状、膏状等剂型）直接敷于脐上，使药效由局部及于内脏从而起到防治疾病目的的脐疗法。

（一）填法

指将药物填于脐内，并以胶布固定。多用散剂或丸、丹剂，用药部位仅限于神阙穴内。如《理瀹骈文》中治阴黄，以干姜、芥子各适量，研细末填脐中，以口中有辣味去之；黄连、肉桂各适量，共研细末，蜜调为丸，填脐内，膏盖，用于心肾不交之失眠。再如《本草纲目》"小儿夜啼，五倍子末，津调，填于脐内"。由于操作简便，药物加减灵活，现代多用。

（二）敷法

将鲜药（一般用植物药或虫类药）捣烂敷于脐部，或用干的药末用水、或蜂蜜、酒、唾液等调和成膏状敷于脐部，然后用敷料覆盖，并用胶布固定。也可直接用具有发散作用的麝香壮骨膏等固定，对膏药过敏的病人可用肤疾宁贴膏代替。为了防治药物干结，增加药物作用时间，可以在药物外面敷上一层塑料薄膜或油纸。用药部位可不局限于脐孔内，较填法范围大。如《本草纲目》第三卷治痢，"田螺，入麝捣，贴脐"；引《生生编》方："小儿夜啼，黑牵牛末一钱，水调，敷脐上，即止"。同样具有操作简单的特点，同时可加入赋形剂，以减轻药物的毒烈之性，或加强药物的渗透吸收，为当前最常用的脐疗法之一。

（三）覆法

将用量较多的药物捣烂或研末或调糊膏，覆盖在脐部及其周围，用药部位较大。其外用敷料及胶布固定。如《理瀹骈文》用青背鲫鱼一尾，砂仁30g，白糖一撮，共捣烂，入蚌壳内，覆脐上，治黄疸，一夜即效。

（四）涂法

将药汁、药膏、药稀糊等涂抹于脐部。其外可用敷料、胶布固定，也可以晾干。如《本草纲目》："小便不通，滑石末一升，以车前汁和，涂脐之四畔，方四寸，干即易之，冬月水和"。《理瀹骈文》用黄柏适量研末，用津唾调，涂脐或涂两乳上，用于盗汗。现在仍有应用。

（五）滴法

将药汁（药物水煎取汁或鲜药捣烂取汁，或用水等）根据病情需要温热或冰凉后，一滴滴徐徐滴入脐内。《急救良方》用白矾一小撮，研细末放脐中，冷水滴湿，小便不通者须臾立通。民间验方用风油精数滴滴入脐内，并用胶布封固，可用于治疗寒性腹痛或晕车、晕船。

（六）熨法

将药物切粗末炒热布包，趁热外熨脐部。或将温热物体熨敷在药物或布帛上，借温热之力使药力透入脐腹内。《理瀹骈文》用肉苁蓉适量制成粗末，炒热，布包，敷脐上，治疗虚秘。

（七）贴法

将药物制成膏药贴于脐部，使用前应加热软化，待温度适中后敷贴在脐部。亦指将当代膏剂，如麝香壮骨膏、巴布贴剂等直接敷贴脐部。《理瀹骈文》最擅长使用膏剂贴脐。如用腑行膏（大黄、玄明粉、生地黄、当归、枳实各30g，厚朴、陈皮、木香、槟榔、桃仁、红花各15g。麻油熬，黄丹收膏）贴脐，治疗大便不通。《串雅内编》用生姜取汁120g，水胶30g，共煎成膏，厚纸摊，贴脐眼，用于腰疼。现代最常用的是荣昌肛泰，以及宝宝一贴灵。

（八）掺法

将药物少许研细末掺于膏药上，外敷于脐部。多指黑膏药掺用药末敷贴脐部。《理瀹骈文》中用的尤其多。如治慢脾风，用炙黄芪、党参、炮附子各30g，白术62g，煨肉豆蔻、酒白芍、炙甘草各15g、丁香9g、炮姜炭6g，油熬丹收，掺肉桂末，贴脐上，再以黄米煎汤调灶心土敷膏外。

二、灸脐疗法

利用燃烧某些材料产生的温热，或利用某些材料直接与皮肤接触来刺激脐部以防治疾病的脐疗法。

（一）悬起灸

点燃艾条，手持之在脐部上方悬起灸之，距离以脐部觉温热但又能耐受为度。可直接灸脐部，或隔药物悬起灸。由于操作简便，相对安全，此种灸法现代多用。

（二）隔物灸

先在脐部或脐内放置药物或盐、姜、葱、附子饼等物质，再放艾炷或艾条或艾灸盒（艾炷最常用）灸之，即艾炷与药物之间有药物间隔。如《类经图翼》用干净盐填脐中，灸七壮，后去盐，换花椒21粒，上以姜片盖定再灸14壮，灸毕即以膏贴之，治妇人宫冷不受孕。

（三）隔姜灸

将鲜姜切成直径3～4cm，厚0.2～0.3cm的薄片，中间用三棱针刺5～10个孔，然后将姜置于脐上，再将艾炷放在姜片上施灸。灸完所需壮数，以皮肤红晕不起疱为度。隔姜灸，在明·杨继洲的《针灸大成》即有记载："灸法用生姜切片如钱厚，搭于舌上穴中，然后灸之"。之后在明代张景岳的《类经图翼》中提到治疗痔疾"单用生姜切薄片，放痔痛处，用艾炷于姜上灸三壮，黄水即出，自消散矣"。

（四）隔盐灸

将纯净的食盐填敷于脐部，或于盐上再置一薄姜片，上置艾炷施灸。《备急灸法》用盐填脐孔灸之，以大艾炷灸21壮，治疗产后小便不通，不通再灸。《世医得效方》《增补明医指掌》中亦有记载。

（五）隔药灸

将药物研成细末，直接敷于脐部或将药末调和成饼状或糊状后敷于脐部，再放置艾炷施灸，借艾炷热力助药力吸收。《医学入门》《串雅外编》都记载用温脐种子方填入脐部，荞麦面加水搓条围脐，用艾灸之以治疗宫冷不孕之证。

（六）蒸脐法

又名熏脐法，炼脐法。将药物研细末填满脐部，脐周放置用面粉加水揉制面圈一个，面圈中央小孔的直径与脐同，然后中置艾炷灸之。可向药面中稍加水，使药物在艾炷的作用下更容易被吸收。像太乙真人熏脐法、彭祖小接命蒸脐秘方都是应用的典型的熏脐方法。

（七）熨灸法

艾熨灸法是指将艾绒（亦可据病情加入某些药物）铺于穴区，用熨斗等工具在其上热熨，从而达到灸疗作用的一种铺灸法。本法在古医籍中早有记载，如元·沙图穆苏所撰的《瑞竹堂经验方》提到封脐艾法即是，方法为："海艾、蛇床子各一两，木鳖子两对（生用，带壳用），右为细末，与艾叶三味相和匀。作一纸圈，于内可以容熨斗，将药右用绵包裹定，安在纸圈内，放在脐上，用熨斗熨之"。本法与传统的隔物熨法颇为相似，但现代罕见有关以艾为隔物的熨灸的临床报道。

（八）温灸器灸

将艾条或艾绒加工后放入专门制作的温灸器，置于脐部熨灸。在所选区域放置温盒，点燃3～5cm长的艾条段2～3段或艾团（须预先捏紧）3～5团，对准穴位放在铁窗纱上，盖好封盖，要留有缝隙，以使空气流通，艾段燃烧充分。封盖用于调节火力、温度大小。一般而言，移开封盖，可使火力增大，温度升高；闭紧封盖，使火力变小，温度降低。以保持温热而无灼痛为宜。如盒盖闭紧，病人仍感觉灼痛时，可将盒盖适当移开，以调节热度。待艾条燃尽后将盒子取走即可。灸材除用艾条外，尚可在艾绒中掺入药物进行灸治；亦可先在穴区贴敷膏药或涂敷药糊等，行隔物灸法。温盒灸，每次治疗20～30分钟，每日1～2次，一般7～10日为1个疗程。

三、脐部拔罐法

在脐部拔罐，古称角脐法，通过罐内负压，使脐部皮肤充血、瘀血，以防治疾病。角脐法的方法很多，包括闪火法，架火法，滴酒法，贴棉法，投火法等。其中，闪火法最常用也比较安全。

四、按摩脐部法

运用推拿手法如揉、摩、按等刺激脐部，以防治疾病的脐疗法。常用的手法有揉脐法、摩脐法和按脐法，各种手法常联合应用。尤其小儿常用于治疗腹泻、腹胀等消化系统疾病。《本草纲目》中记载，小儿淋闭，以摩脐及小腹即通。再如揉脐摩腹法可治疗慢性舌炎，绕脐周揉摩加腹部推拿至脐有温热感为止。民间验方有每晚临睡前按压脐部5分钟，治疗不完全性阳痿。

（一）揉脐法

用拇指指端，或食指、中指、或掌根部按附于脐部或脐周，做轻柔和缓的回旋揉动。顺时针为泻，逆时针为补。常和按法组合应用，按揉脐部。

（二）摩脐法

用手掌掌面或食指、中指、无名指指腹附着于脐部或脐周围，以腕关节连同前臂作环形的有节律的抚摩，摩动时要和缓协调，每分钟30～120次。补泻依然是顺时针为泻，逆时针为补。

（三）按脐法

用拇指或食指或中指的指腹部向下垂直按压脐部或脐周围，以有酸、胀、痛为度，一按一放，有节奏地按压100～300次。操作时要紧贴体表，不可移动，用力要由轻而重，不可骤然发力。

五、其他方法

包括呵脐法、针刺脐部法、脐部激光照射法、脐部红外照射法等，涉及仪器治疗者均可按照仪器说明书进行操作。

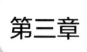

第三章　脐疗的注意事项及意外处理

第一节　脐疗的注意事项

一、环境与温度

（1）治疗应该在室内进行，在冷天或寒冬，室内应保持比较高的温度，医者应操作迅速，以免病人受凉感冒。暴露脐部时，亦应注意局部保暖。

（2）在进行灸疗时，要注意室内通风，或安装排烟设备，以免灸疗产生的烟引发病人严重的不适感。

（3）用熨法及灸法要适当控制药物温度，以免烫伤皮肤。

二、病史与禁忌

（1）在施治之前，应详细询问了解病人的全身情况，并询问药物过敏史，孕育及胎产史，避免药物过敏反应，或引起堕胎流产等医疗事故的发生。孕妇若非治疗妊娠诸病，宜慎用脐疗，有麝香等堕胎或毒副作用的药物更当慎用或禁用。若使用磁疗法，则应询问病人有无安装心脏起搏器等金属装置。

（2）患有以下病证者，禁止使用脐疗方法：急性严重疾病、接触性传染病、严重心脏病、心力衰竭。皮肤高度过敏、传染性皮肤病，以及肚脐及肚脐周围长有肿瘤（肿块），脐部感染溃烂。精神分裂症、抽搐、高度神经质及不合作者。

三、体位与消毒

（1）一般采用仰卧位，充分暴露脐部，以方便取穴、用药和治疗。

（2）用药前，应严格消毒，一般用75%医用乙醇或0.5%～1%碘伏的棉球按常规消毒法擦拭消毒脐部及四周皮肤，以免发生感染。

四、药物与使用

（1）脐疗用药虽有自己的特点，但一般情况下仍须辨证用药，方能提高疗效。

（2）脐疗药物常具刺激性或温热性，应用时间长会出现局部皮肤发痒、灼辣，甚至发生疱疹、溃烂。因此贴敷药物剂量不宜过大，贴敷时间不宜过长，尤其小儿皮肤嫩薄，提倡间歇使用，每个疗程之间休息3～5天，如皮肤发生水疱者，可用消毒针挑破，外涂龙胆紫溶液。

（3）由于脐部吸收药物较快，故个别病人会出现腹部不适或隐痛感，一般过几天会自行消失。

（4）脐疗药物中多含有芳香挥发的成分，所以预制的各种制剂必须密封保存，以免有效成分挥发。

（5）孕妇仅适合应用脐部敷贴法，敷贴前还要注意敷贴剂的药物组成，大辛大毒药物要慎用或禁用。

五、人群与个体

（1）对儿童病人，要加强护理，避免其用手抓挠，以防药物脱落。尤其是老人和儿童，以及感觉减退的瘫痪病人，更应注意。

（2）孕妇应用脐疗要特别小心。孕妇不适合使用灸脐疗法、脐部拔罐、脐部热熨等脐疗方法，以及较重的推拿手法。

（3）脐部有溃疡、水肿者，不宜拔罐。高热抽搐者，亦不宜拔罐。用角脐法拔罐时间不宜过长，脐部皮肤松弛者慎用此法。

第二节　脐疗意外的处理

一、过敏反应

（一）对胶布过敏

去除胶布，注意不要抓挠，以免感染。对胶布过敏者建议使用脱敏胶布，或用纱布包扎固定。

（二）对药物过敏

药物过敏可发生头晕、胸闷、恶心欲呕，肢体发软，冷汗淋漓等症状，甚者可出现瞬间意识丧失等。处理办法是立即去除过敏原，帮病人清理干净，必要时可服用开瑞坦或息斯敏等抗过敏药物。密切注意血压、心率变化，严重时按昏厥处理。

二、局部出现水疱

若出现小水疱，可任其自然吸收，只要注意不擦破即可。如水疱较大，可用消毒的毫针刺破水疱，放出渗出液，或用无菌注射器抽出液体，再以龙胆紫外涂，并用无菌纱布外包。如水疱不慎擦破，可消毒后涂以湿润烫伤膏或消炎药膏。

临床篇

第一章　内科病证

第一节　感冒

　　感冒又称"伤风""冒风"，是风邪侵袭人体所致的以头痛、鼻塞、流涕、喷嚏、恶寒、发热、全身不适等为主要特征的常见外感疾病。感冒四季均可发病，尤以春冬季节为多见。常因病情轻重不同而分为伤风、重伤风和时行感冒。本病的发生常与风邪或时行疫毒之邪、体虚等因素有关。病位在肺卫。在气候突变、腠理疏懈、卫气不固的情况下，外邪乘虚从口鼻或皮毛而入，首伤肺卫，导致卫阳被遏，营卫失和，肺气失宣，发为本病。以风邪为主因，每与当令之气（寒、热、暑湿）或非时之气（时行疫毒）夹杂为患。

　　西医学中上呼吸道感染属于感冒的范围，流行性感冒属于时行感冒的范围。

中药外敷法

方1

【药物组成】葱白30g，生姜30g，食盐6g，白酒适量。

【制作方法】共捣烂如泥。

【临床技法】纱布包敷脐上，热水袋熨之至汗出。时间不少于30分钟。再盖被子，喝热水，取微汗。

【参考文献】高树中《中医脐疗大全》。

【小　贴　士】

（1）腹部皮肤有炎症、破损、溃烂者均不适合进行脐疗。

（2）操作时注意保暖，保持室内温暖，适当覆盖衣被。

（3）治疗期间，禁食生冷、油腻食物。

（4）用于风寒感冒。

方2

【药物组成】桑菊感冒片或银翘解毒片适量。

【制作方法】研细末，水调或姜汁调膏。

【临床技法】敷脐，胶布固定。

【参考文献】李忠.中医脐疗法.辽宁中医杂志，1980，（11）：39.

【小 贴 士】

（1）本法治疗安全有效。

（2）皮肤对胶布过敏者不宜用。

（3）治疗期间，禁食生冷、油腻食物。

（4）用于风热感冒。

方3

【药物组成】葱白30g，连翘15g。

【制作方法】共捣烂。

【临床技法】用纱布包好敷脐上，等到将要出汗时，急喝白开水一杯，以加速出汗。

【参考文献】曲祖贻《中医简易外治法》。

【小 贴 士】

（1）腹部皮肤有炎症、破损、溃烂者均不适合进行脐疗。

（2）感觉脐部瘙痒或疼痛，请及时将药物取下。

（3）操作时注意保暖，保持室内温暖，适当覆盖衣被。

（4）用于风热感冒。

第二节 中暑

中暑又称"发痧""中暍",是指因出汗停止而出现身体排热不足、体温极高、脉搏迅速、皮肤干热、肌肉松软、虚脱及昏迷的临床表现,常见于高温环境暴露过久而引起身体体温调节机制障碍所致。

中药外敷法

【药物组成】仁丹15g。

【制作方法】研粉,温水调糊。

【临床技法】填脐内,外用胶布固定。

【参考文献】曲祖贻《中医简易外治法》。

【小 贴 士】

(1)腹部皮肤有炎症、破损、溃烂者均不适合进行脐疗。

(2)感觉脐部瘙痒或疼痛,请及时将胶布及药物取下。

(3)注意有无药物过敏史,避免在用药时引起过敏。

(4)用于中暑。

灸法

【药物组成】食盐、艾绒各适量。

【制作方法】食盐研细末,艾绒做成艾炷。

【临床技法】将食盐填满脐部,上置艾炷灸之。

【参考文献】《针灸学简编》《针灸学》。

【小 贴 士】

用于中暑汗出脉绝者,在急救时应用。

第三节　哮喘

　　哮喘是指发作时喉中有哮鸣声，呼吸气促困难，甚则喘息不能平卧。由于宿痰伏肺，遇诱因引触，导致痰阻气道，气道挛急，肺失宣降，肺气上逆而致发作性痰鸣气喘疾患。根据寒痰、热痰、痰湿、风痰之异，辨为寒哮、热哮、痰哮、风哮。

　　西医学中的支气管哮喘、喘息性支气管炎以及其他急性肺部过敏性疾患所致哮喘均可参照。

中药外敷法

方1

　　【药物组成】芥子、延胡索、甘遂、细辛各25g，人工麝香1g。

　　【制作方法】上药研成细末后用生姜汁或醋调成糊状，做成直径2cm左右的圆形药饼。

　　【临床技法】

❶ 以75%乙醇消毒肚脐。

❷ 待乙醇干燥后将准备好的药饼贴于脐中，盖塑料薄膜，再用胶布固定。

❸ 一般贴4～6小时。

❹ 每年三伏时即初伏、二伏、三伏每隔10天贴1次，一般连贴3年。

　　【参考文献】秦志中.脐疗防治支气管哮喘100例疗效观察.四川中医，2004，22（1）：47.

　　【小　贴　士】

　　（1）局部有灼热或疼痛可提前取下，若贴后局部有微痒、发热之舒适感，贴敷时间可以适当延长。

　　（2）皮肤对药膏过敏者不宜用，或改用脱敏胶布代替胶布固定。

方2

　　【药物组成】细辛5份，芥子5份，苍术5份，公丁香3份，肉桂3份，法半夏3

份，人造麝香1份。

【制作方法】共研细末混合均匀，每份5～10g。加少许姜汁和蜜糖调匀成膏状，均匀涂抹于10cm×10cm玻璃纸上，制成膏贴。

【临床技法】

❶ 以75%乙醇消毒肚脐。

❷ 待乙醇干燥后将准备好的膏贴于脐中。

❸ 6～8小时以后，揭下药膏，每天1次。

❹ 10日为1个疗程。每年从小暑开始，根据病人的耐受程度，每年可贴3～6个疗程。

【参考文献】林毓霞，胡媛，陈少如.辛桂散敷脐治疗缓解期支气管哮喘效果观察.护理学杂志，2009，24（9）：55-56.

【小 贴 士】

（1）本方药物有一定刺激性，单次使用时间不宜过长。

（2）皮肤对药膏过敏者不宜用。

（3）治疗期间，禁食生冷、油腻食物。

拔罐法

【器　　具】4号玻璃罐具，95%乙醇，75%乙醇，消毒棉，止血钳。

【临床技法】

❶ 以75%乙醇消毒肚脐。

❷ 待乙醇干燥后，用止血钳夹95%乙醇棉球闪火法迅速使罐具吸附在神阙穴。

❸ 用闪火法在神阙穴处进行闪罐，直到皮肤潮红为度，或病人自觉临床症状减轻。

❹ 治疗时间10～20分钟。

【参考文献】汪胤.神阙穴拔罐治疗哮喘急性发作52例.按摩与导引，2004，20（5）：29.

【小 贴 士】

（1）适用于哮喘急性发作期，若治疗后症状无明显缓解，应及时就医。

（2）局部皮肤有破溃者不宜用。

第四节 咳嗽

咳嗽是指发出咳声或咳吐痰液为主要表现的病证，有声无痰为咳，有痰无声为嗽，有声有痰为咳嗽。肺为"娇脏"，外合皮毛，内为五脏之华盖，主气司呼吸，易受内外之邪侵袭，肺气不清，肺失宣肃而上逆，发为咳嗽。根据是否感受外邪分为外感和内伤。

西医学中上呼吸道感染、急慢性支气管炎、支气管扩张、肺炎等疾病以咳嗽为主症时均可参照本方案。

中药外敷法

方1

【药物组成】麻黄、白芍、半夏、桔梗、杏仁、百部各10g，桂枝、炙甘草各6g，干姜、细辛、五味子各3g。

【制作方法】以上诸药共为细末，装瓶备用。

【临床技法】

❶ 以75%乙醇消毒肚脐。

❷ 待乙醇干燥后，取药粉适量，用米酒调成糊状，敷于脐部，外以长、宽各6cm的胶布固定。

❸ 一天以后，揭下药膏，7天为1个疗程。

【参考文献】段昭侠.脐疗治疗顽固性咳嗽80例临床观察.中医外治杂志，2004，13（3）：21.

【小 贴 士】

（1）对药膏过敏者不宜用。

（2）治疗期间，禁食生冷、油腻食物，注意避风寒。

（3）也可用于治疗感冒后反复咳嗽。

方2

【药物组成】五倍子、五味子或罂粟壳适量。

【制作方法】研细末，蜜或生姜汁调糁膏。

【临床技法】贴脐。

【参考文献】清·吴师机《理瀹骈文》。

【小贴士】

（1）本方用于久嗽不止病人。

（2）感觉脐部瘙痒或疼痛，请及时将药物取下。

（3）治疗期间，禁食生冷、油腻食物，注意避风寒。

方3

【药物组成】防风、黄芪、肉桂各等份。

【制作方法】共研细末备用。

【临床技法】先用75%乙醇棉球消毒神阙穴，趁湿撒药粉0.5g于穴位上，外贴4cm×4cm胶布固定，胶布过敏者改用面纱外贴，绷带固定。每隔3天换药1次，5~7次为1个疗程，可连续用2~4个疗程。

【参考文献】焦新民，殷克敬，雷正权.脐丹粉外敷对200例慢性病防治的疗效观察.陕西中医，1989，10（1）：33.

【小贴士】

（1）用于急慢性支气管炎的预防和治疗，孕妇慎用。

（2）腹部皮肤有炎症、破损、溃烂者均不适合进行脐疗。

（3）感觉脐部瘙痒或疼痛，请及时将胶布及药物取下。

第五节　胃痛

　　胃痛，又称胃脘痛，是指以上腹胃脘部近心窝处疼痛为症状的病证。常伴有食欲不振，痞闷或胀满，恶心呕吐，吞酸嘈杂等症状。多由外感寒邪、饮食所伤、情志不畅和内伤脾胃不足等病因而引发。胃痛病位在胃，常与肝、脾等脏有密切关系。胃气郁滞、失于和降是胃痛的主要病机。

　　西医学中的急、慢性胃炎，消化性溃疡，胃神经症，胃癌及部分肝、胆、胰疾病见有胃脘部疼痛者均可参照本疗法。

中药外敷法

方1

【药物组成】干姜、肉桂、吴茱萸、丁香、木香、香附。

【制作方法】上述药物各等份，共研粉。

【临床技法】

❶将药粉制成药芯固定于神阙穴。

❷8小时揭去，3日后再贴。1个月为1个疗程。

【参考文献】兰麦兰.平衡针配合中药脐疗治虚寒性胃脘痛400例临床观察.中外健康文摘，2012，9（5）：216-217.

【小　贴　士】

对药物过敏者不宜用。

方2　柴胡疏肝散

【制作方法】取柴胡疏肝散数10粒，研碎，水适量调泥。

【临床技法】

❶用75%乙醇消毒。

❷上述药泥填入神阙穴。

③外敷食盐少许，铺平成圆形，直径2~3cm，再用8cm×8cm胶布贴紧。

④每隔3天换药末1次。

⑤每天艾灸1次（药与艾之间放一圆形金属盖），艾条长约1.5cm。

⑥7天为1个疗程，一般治疗2~3个疗程。

【参考文献】李敏.神阙穴隔盐敷药灸治疗胃脘痛.中医外治杂志，2004，13（4）：27.

【小　贴　士】

（1）艾灸量大小视病人体质强弱与病情轻重，酌灸3~6壮。

（2）灸后个别皮肤若起水疱，可用消毒针头刺破，外涂碘伏，防止感染。

方3

【药物组成】良附丸（高良姜9g、香附12g）；肉桂、丁香、乳香各15g。

【制作方法】将后者药物研细末，用甘油适量调和成糊状。

【临床技法】

①先予中药汤剂良附丸口服，每日1剂，分2次饭后服用。

②再用生理盐水棉球擦净神阙穴污渍。

③将调好的中药糊剂敷于神阙穴，并取美敷贴膜（6cm×7cm）固定。

④每日1次。

【参考文献】陈兴莲，王晶心，刘扬，等.中药敷脐辅助治疗胃寒证胃痛效果观察.护理学杂志，2011，（9）：32-33.

【小　贴　士】

敷药前询问有无皮肤过敏史。

第六节　腹胀

腹胀指腹部胀大或胀满不适，可以是主观的感觉，即感觉腹部的一部分或全腹部胀满，常伴有呕吐、腹泻、嗳气等症状；也可以是客观的检查所见，发现腹部一部分或全腹部膨隆。中医学认为脾胃损伤、情志因素、湿热蕴结、感受寒邪均可出现腹胀。

西医学认为引起腹胀的原因主要见于胃肠道胀气、各种原因所致的腹水、腹腔肿瘤等。

中药外敷法

方1　复方丁香开胃贴

【药物组成】丁香、苍术、白术、白豆蔻、砂仁、木香、冰片。

【制作方法】将药贴剪成大小适中备用。

【临床技法】

❶用75%乙醇常规消毒肚脐及周围皮肤。

❷将药芯对准脐部神阙穴贴上即可。

❸每天1贴，每天贴敷时间不超过12小时。

❹5天为1个疗程。

【参考文献】李杰，黄桂宝，张小燕.复方丁香开胃贴贴敷神阙穴治疗慢性心功能不全合并腹胀病人的疗效观察.现代临床护理，2010，9（5）：15-16.

【小 贴 士】

（1）皮肤对药膏过敏者不宜用。

（2）一般贴药时间每天以6～8小时为宜。

（3）敷脐后注意观察敷贴固定是否妥当，防止滑脱移位，必要时外加胶布固定。

方2

【药物组成】人参9g，白术9g，茯苓9g，丁香10g，沉香5g，甘草6g。

【制作方法】上药按比例研成细末后，以香油或植物油调成糊状，装瓶备用。

【临床技法】

❶以75%乙醇消毒肚脐。

❷将制备好的药糊外敷脐部，敷药范围以脐为中心，直径约5cm，外予透气小敷贴固定。

❸一天以后，揭下药膏，2周为1个疗程。

【参考文献】周洵，毕璠.脐疗法防治机械通气治疗慢性阻塞性肺疾病急性发作期中胃肠胀气的疗效分析.中国实验方剂学杂志，2012，18（3）：198-200.

【小　贴　士】

（1）中药以补脾益气、理气消胀为主。

（2）皮肤对药膏过敏者不宜用。

（3）治疗期间，禁食生冷、油腻食物。

方3　多克自热炎痛贴

【临床技法】

❶多克自热炎痛贴贴敷神阙穴。

❷多克自热炎痛贴可以自行发热12~16小时。

【参考文献】李小燕，廖宗梅.多克自热炎痛贴贴敷神阙穴治疗胃肠型感冒腹胀、腹痛效果研究.中华现代临床医学杂志，2011，9（7）：462-463.

【小　贴　士】

（1）腹胀较重者，嘱病人暂禁食、补液、肛门排气及继续药物治疗等方法解除腹胀、腹痛。

（2）感觉脐部瘙痒或疼痛，请及时将药贴取下。

（3）注意防止烫伤。

方4

【药物组成】莱菔子。

【制作方法】

❶莱菔子文火炒黄。

❷研细末，取10g以米酒和为直径3cm薄饼。

【临床技法】

❶ 病人仰卧，脐部常规消毒。

❷ 将药饼盖脐孔上，用纱布固定。

❸ 每12小时换药1次。

【参考文献】许朝刚.莱菔子敷脐治疗中风后腹胀30例.四川中医，2000，18（2）：32.

【小 贴 士】

（1）莱菔子有消食健脾、理气消胀的功效。

（2）脐部皮肤对药膏过敏者不宜用。

（3）治疗期间，禁食生冷、油腻食物。

第七节　急性肠炎

　　肠炎是感染细菌、病毒、真菌或寄生虫引起的小肠炎和结肠炎。主要表现为腹痛、腹泻、水样便或黏液脓血便，可伴有发热及里急后重感。查体可见脐周或下腹部轻度压痛、肠鸣音亢进。肠炎按病程长短不同，分为急性和慢性两类。临床常见的有慢性细菌性痢疾、慢性阿米巴痢疾、血吸虫病、非特异性溃疡性结肠炎和局限性肠炎等。

中药外敷法

方1　消炎解痛膏

【制作方法】剪成1.5cm×1.5cm大小。

【临床技法】

❶ 将选穴处皮肤以乙醇洗净擦干后贴上药膏。

❷ 贴穴：神阙、天枢、气海、大肠俞、足三里。

❸ 合并急性胃炎可加贴中脘。

【参考文献】王文超.穴位贴治急性肠炎.新疆中医药，1985，（1）：60.

【小　贴　士】

（1）皮肤对药膏过敏者不宜用。

（2）药膏保留2天以后取掉。

方2

【药物组成】葱白、生姜、食盐各适量。

【制作方法】切碎或捣烂，炒热。

【临床技法】敷脐。

【参考文献】高树中《中医脐疗大全》。

【小　贴　士】

（1）腹部皮肤有炎症、破损、溃烂者均不适合进行脐疗。

（2）操作时注意保暖，保持室内温暖，适当覆盖衣被。

（3）治疗期间，禁食生冷、油腻食物。

（4）用于急性胃肠炎。

第八节　慢性溃疡性结肠炎

溃疡性结肠炎是一种病因尚不十分清楚的结肠和直肠慢性非特异性炎症性疾病，病变局限于大肠黏膜及黏膜下层，病变多位于乙状结肠和直肠，也可延伸至降结肠，甚至整个结肠。病程漫长，常反复发作。血性腹泻是最常见的早期症状。还常见腹痛、便血、体重减轻、里急后重、呕吐等。偶尔主要表现为关节炎、虹膜睫状体炎、肝功能障碍和皮肤病变。

中药外敷法

方1

【药物组成】云南白药粉0.5g，麝香1粒。

【制作方法】加麻油少许调匀。

【临床技法】

① 将脐部用0.9%生理盐水洗净后敷入上药。

② 用消毒纱布覆盖，胶布固定。

③ 每晚临睡前用药1次，30次为1个疗程，每个疗程间隔1周。

④ 观察3个疗程。

【参考文献】李明清.云南白药敷脐治疗慢性结肠炎116例疗效观察.云南中医中药杂志，2004，25（5）：14.

【小 贴 士】

（1）注意饮食调摄及其卫生，忌食油腻、辛辣、生冷及难消化之物，并注意劳逸结合。

（2）积极锻炼身体，保持乐观情绪。

（3）孕妇禁用。

方2

【药物组成】炒白术20g，党参12g，肉豆蔻15g，乌梅12g，五倍子30g，白芍20g，冰片1g，麝香0.5~1g。

【制作方法】研粉。

【临床技法】

① 取适量醋调敷脐。

② 3天更换1次药物，10天为1个疗程。

【参考文献】李炳志.脐疗治疗肛肠疾病举隅.中医外治杂志，2010，19（5）：63.

【小 贴 士】

（1）注意饮食调摄及其卫生，忌食油腻、辛辣、生冷及难消化之物，并注意劳逸结合。

（2）积极锻炼身体，保持乐观情绪。

灸法

【药物组成】鲜姜，艾炷。

【制作方法】取直径4cm，厚度为0.3~0.4mm的鲜姜片（姜上用三棱针扎数个小孔）。

【临床技法】

❶ 病人仰卧充分暴露脐部。

❷ 取直径在4cm，厚度为0.3~0.4mm的鲜姜片（姜上用三棱针扎数个小孔）。

❸ 将鲜姜片放置在神阙穴上。

❹ 在姜片上放置一枚自制艾绒制成的底部直径为2cm，高为2cm的锥形艾炷。

❺ 从尖部点燃开始施灸。

❻ 待第一炷艾炷燃至疼痛难忍时换下。

❼ 同规格的艾炷点燃施灸，如此反复6次，即可结束治疗。

【参考文献】郑秋枫.大艾炷隔姜重灸神阙穴治疗非特异性溃疡性结肠炎疗效观察.中医临床研究2012，4（12）：31-33；杨红娟，赵清玲，赵曙光.艾灸神阙穴治疗慢性结肠炎50例效果观察.齐鲁护理杂志，2011，17（34）：3.

【小 贴 士】

（1）艾灸期间指导病人注意腹部保暖，避免受凉。

（2）慎勿以大饥盛饱更伤脾胃，勿以醇酒厚味再滞肠腑，而应给予清淡易消化、富含纤维素的温热食物以养脾胃。

（3）注意休息，保持心情舒畅，适当进行体育运动，以使正气提升、气机条达，有助于疾病早日痊愈。

（4）艾条使用前后保持干燥，点燃后防止烫伤皮肤或掉落到被褥上，用后彻底熄灭，以防留下火灾隐患。

（5）治疗前温水清洗熏灸部位，治疗过程中经常询问病人的感觉并随时测试病人穴位皮肤温度，观察皮肤颜色，如皮肤发红明显，可局部涂抹碘伏2次，红肿可消退。

第九节　痢疾

　　痢疾是由于邪毒蕴结于肠腑脂膜，气血凝滞，化腐成脓，传导失司，以腹痛、里急后重、下痢赤白脓血为主症的，具有传染性的一类病证。多发于夏秋季节。

西医学诊断的细菌性痢疾、阿米巴痢疾及一些结肠病变如溃疡性结肠炎等，可参考本病辨证论治。

中药外敷法

方1

【药物组成】苦参8g。

【制作方法】烘干，研为细末，用温开水调成糊状或制成饼。

【临床技法】敷脐上，盖以纱布，用胶布固定，每日换药1次。

【参考文献】解放军第201医院.中药苦参治疗急性菌痢100例疗效观察.新医药通讯，1972，（5）：11–12.

【小　贴　士】

（1）注意饮食调摄及其卫生，忌食油腻、辛辣、生冷及难消化之物，应给予清淡易消化、富含纤维素的温热食物以养脾胃。

（2）注意休息，保持心情舒畅，适当进行体育运动，以使正气提升、气机条达，有助于疾病早日痊愈。

方2

【药物组成】大蒜适量。

【制作方法】捣烂成泥状。

【临床技法】治泄泻暴痢或小儿下利，贴脐上，或贴两足心。

【参考文献】唐·孙思邈《千金方》。

【小　贴　士】

（1）注意饮食调摄及其卫生，忌食油腻、辛辣、生冷及难消化之物，应给予清淡易消化、富含纤维素的温热食物以养脾胃。

（2）注意休息，保持心情舒畅，适当进行体育运动，以使正气提升、气机条达，有助于疾病早日痊愈。

方3

【药物组成】吴茱萸适量。

【制作方法】研末。

【临床技法】敷脐。

【参考文献】陆锦燧《鱼怎溪外治方选》。

【小贴士】

（1）注意饮食调摄及其卫生，忌食油腻、辛辣、生冷及难消化之物，应给予清淡易消化、富含纤维素的温热食物以养脾胃。

（2）注意休息，保持心情舒畅，适当进行体育运动，以使正气提升、气机条达，有助于疾病早日痊愈。

（3）用于治寒痢。

灸法

【药物组成】艾绒适量。

【制作方法】制成艾炷。

【临床技法】灸脐中稍稍二三百壮。

【参考文献】唐·孙思邈《千金方》；清·李守先《针灸易学》；清·李学川《针灸逢源》等。

【小贴士】

（1）也可配合雀啄灸使用。

（2）注意防止烧伤，孕妇勿灸。

（3）治一切痢疾，壮数从7壮至数百壮不等。

第十节　便秘

便秘是指由于大肠传导功能失常导致的以大便排出困难，排便时间或排便间隔时间延长为临床特征的一种病证。中医学认为本病多因肠胃积热、阴寒凝滞、气虚阳衰、阴亏血少致大肠传导功能失常。临床上冷秘、热秘、气秘属实证，阴阳气血不足所致的便秘属虚证。

西医学中的功能性便秘、肠易激综合征、肠炎恢复期之便秘，药物性便秘，内分泌及代谢性疾病所致的便秘，以及肌力减退所致的便秘等，可参照本病辨证论治。

中药外敷法

方1

【药物组成】大黄、槟榔各等份。

【制作方法】上述药物共研粉。

【临床技法】

❶ 用醋调制成膏剂，大小如枣。

❷ 敷于特制透气胶布上，贴于脐部。

❸ 用小暖水袋热敷0.5小时，有助于药力的发散，1次/天，5天为1个疗程。

【参考文献】黄志慧.敷脐疗法防治急性心肌梗死病人便秘的临床观察.中国误诊学杂志，2008，8（7）：1547-1548.

【小　贴　士】

（1）感觉脐部瘙痒或疼痛，请及时将胶布及药物取下。

（2）注意有无药物过敏史，避免在用药时引起过敏。

方2

【药物组成】白术、乌药、青皮各等份。

【制作方法】上述药物共制成饼状。

【临床技法】

❶ 纱布裹之敷于神阙穴。

❷ 神灯烘热照射，每日1次，每次20分钟。

【参考文献】吴丽丽，张振贤，张烨.中药脐疗治疗功能性便秘80例临床观察.辽宁中医杂志，2011，38（3）：491-492.

【小 贴 士】

（1）感觉脐部瘙痒或疼痛，请及时将纱布及药物取下。

（2）注意有无药物过敏史，避免在用药时引起过敏。

方3

【药物组成】大黄60g，厚朴40g，丙二醇50ml，乙醇100ml。

【制作方法】

❶ 将大黄和厚朴50℃干燥后粉碎，过60目干燥筛。

❷ 按剂量分别称取置适宜容器中。

❸ 加入丙二醇、乙醇，搅成糊状。

❹ 分装成盒，每盒5g。

【临床技法】

❶ 置于脐内，轻轻按压填满。

❷ 用宽胶布呈"十"字形固定脐周。

❸ 24小时换1次，连敷2次。

【参考文献】石丽霞，张振家，杨宗辉.中药敷脐治疗各种功能性便秘的疗效观察.中国老年学杂志，2006，26（7）：985-986.

【小 贴 士】

（1）敷药前要仔细检查病人脐部皮肤是否清洁，如有污垢，影响疗效。

（2）若脐部及脐周围皮肤有溃烂、损伤或炎症者，禁用此法治疗。

（3）敷药部位要准确，嘱病人在治疗期间不要作剧烈的运动，以防药贴脱落或错位。

方4

【药物组成】大黄30g，芒硝30g，生地黄30g，当归30g，枳实30g，厚朴15g，陈皮15g，甘草9g。

【制作方法】共研细末，取适量，用麻油调和。

【临床技法】

①清洁脐窝。

②敷于脐部。

③每日1次，次日换药。

【参考文献】张艳霞.神阙穴贴敷治疗中风病人便秘50例.光明中医，2012，27（10）：2039.

【小 贴 士】

排除有明确的肿瘤，直肠、结肠等器质性病变者。

方5　皂角粉外敷法

【药物组成】皂角粉3~5g。

【制作方法】黄酒调糊填脐。

【临床技法】外贴麝香止痛膏，每日1次。

【参考文献】杨纯新.脐疗法治疗腹部疾病举隅.按摩与康复医学，2012，3（4）：46.

【小 贴 士】

坚持敷药，大便可保持规律。

第十一节　便血

便血是指血液从肛门排出，粪便颜色呈鲜红、暗红或柏油样（黑便），是一个临床许多疾病的伴随症状。

便血的颜色取决于消化道出血的部位、出血量与血液在胃肠道停留的时间。便血鲜红者多见于下消化道出血，特别是结肠与直肠病变的出血；便血暗红或者柏油样者多见于上消化道出血。若便血伴有皮肤、黏膜或其他器官出血现象者，多见于血液系统疾病及其他全身性疾病，如白血病、弥散性血管内凝血等。

中药外敷法

方1

【药物组成】五倍子，云南白药（4g瓶装）。

【制作方法】五倍子适量，研极细末，云南白药（4g瓶装），二药按1∶3比例和匀备用。

【临床技法】

❶用脱脂棉擦净脐眼，取止血散填平脐眼，勿使药末溢出脐外。

❷用麝香止痛膏约5cm×5cm大小一块，封贴脐部，四周用胶布加固，勿令药气外泄。

❸24小时换贴1次，大便血止后继续巩固1次。

【参考文献】朱和兴，徐永星.止血散敷脐治疗大便出血.中医外治杂志，2000，9（6）：53.

【小　贴　士】

（1）敷药前要仔细检查病人脐部皮肤是否清洁，如有污垢，影响疗效。

（2）若脐部及脐周围皮肤有溃烂、损伤或炎症者，禁用此法治疗。

（3）敷药部位要准确，嘱病人在治疗期间不要作剧烈的运动，以防药贴脱落或错位。

第十二节　呃逆

中医学称"哕逆"，是指胃气上逆动膈，以气逆上冲、喉间呃呃连声、声短而频、不能自制为主要表现的一类病证。常伴有胸脘膈间不舒、嘈杂灼热、腹胀嗳气等症。

西医学中的胃肠神经症、胃炎、胃扩张、肝硬化晚期、脑血管病、尿毒症及胃、食管术后或其他原因引起的膈肌痉挛均可参照本病辨证论治。

中药外敷法

方1　三味止呃散

【药物组成】芒硝、朱砂、胡椒各适量

【制作方法】将以上药物混匀研细末。

【临床技法】

❶ 清洁脐窝。

❷ 敷于脐中。

❸ 外用胶布固定，每日换药1次。

【参考文献】陈志刚，徐春仙，吴立红，等. 针刺配合中药敷脐治疗中风并发呃逆临床观察. 上海针灸杂志，2013，（12）：996-997.

【小 贴 士】

本方可用于卒中后呃逆发作，并要求脑卒中后各项生命体征平稳后使用。

方2　神阙贴

【药物组成】半夏、厚朴、升麻、丁香、赭石各等份。

【临床技法】

❶ 清洁脐窝。

❷ 神阙贴敷脐治疗。

❸每日1次，每24小时更换药贴1次。

❹7次为1个疗程。

【参考文献】王海萍，白震宁. 神阙贴敷脐治疗顽固性呃逆37例疗效观察. 山西中医，2010，26（4）：39-40.

【小　贴　士】

本方适用于呃逆持续时间超过24小时，呃声或高或低，可自行停顿30~60分钟后复起者，严重者呃声频作，无间隙，昼夜不停。

第十三节　泄泻

泄泻又称"腹泻"，是指排便次数增多，便质稀薄，甚至如水样的病证。大便溏薄称为"泄"，大便如水注称为"泻"。《黄帝内经》认为外感风寒湿热及饮食、起居、情志失宜等均可引起泄泻。泄泻病位在肠，与脾关系最为密切，也与胃、肝、肾有关。各种外邪及内伤因素均可导致脾虚湿盛，肠道传化失常，清浊不分而发生泄泻，脾失健运是病机关键。急性泄泻以实证为多见，慢性泄泻以虚证或虚实夹杂之证为多见。

泄泻常见于西医学的急慢性肠炎、胃肠功能紊乱、肠易激综合征、慢性非特异性溃疡性结肠炎、肠结核等疾病。

中药外敷法

方1　敷脐散

【药物组成】吴茱萸50g，紫肉桂100g，广木香100g，公丁香50g。

【制作方法】上药烘干。共研细末，混匀装瓶备用，密封，防止有效成分挥发。取敷脐散2 ~ 3g，用姜汁或葱白汁将药调成糊状。

【临床技法】

❶以药糊纳入病人脐部，用伤湿止痛膏贴敷或纱布固定。

❷用热水袋温敷30分钟，24小时换药1次，15天为1个疗程。

❸1个疗程不愈者，隔3~5天再用下一疗程。

【参考文献】杨清山，方吉.敷脐散治疗肠易激综合征77例.中医外治杂志，2002，11（6）：51.

【小 贴 士】

（1）本法尤其适于治疗肠易激综合征引起的泄泻。

（2）嘱病人在治疗期间不要作剧烈的运动，以防药贴脱落或错位。

方2

【药物组成】肉桂50g，丁香50g，吴茱萸50g，乌梅100g，胡椒40g，补骨脂100g，乳香100g，没药100g。

【制作方法】中药研末备用。

【临床技法】

❶取中药粉末适量，用姜汁调匀外敷脐部。

❷以胶布固定，3周为1个疗程。

【参考文献】灸法作用的基本原理与应用规律研讨会.十堰：2011.

【小 贴 士】

（1）此法多用于脾胃虚寒型泄泻，即大便清稀，甚至于水样腹泻，肠鸣，排便次数增多，完谷不化，病程较长，腹痛不堪，喜温喜按，神疲肢冷，大便时溏时泻，且次数增多，舌淡苔白，脉细弱。

（2）嘱病人忌食生冷食物。

方3

【药物组成】丁香、肉桂、细辛、胡椒、五倍子、吴茱萸各1g，黄连、车前子各1.5g，樟脑、冰片各0.5g。

【制作方法】

❶将以上药物研末。

❷取凡士林适量调膏备用。

【临床技法】

❶将膏药置于脐中，外贴胶布固定。

❷时间与疗程，要查原文献。

【参考文献】吴奇方.脐疗在消化系统疾病中的应用.天津中医学院学报，2001，20（4）：41–43.

【小　贴　士】

（1）本方可用于治疗急性泄泻。

（2）注意有无药物过敏史，避免在用药时引起过敏。

（3）如感觉脐部瘙痒或疼痛，请及时将胶布及药物取下。

方4

【药物组成】煅龙骨、赤石脂、煅牡蛎各30g，罂粟壳、白术各10g，补骨脂15g，干姜、制附子各3g。

【制作方法】共研末，加适量羧甲基纤维素、2%月桂氮卓酮、甘油，调成膏状。

【临床技法】

（1）取5g置于7cm×10cm胶布上，敷于脐部。

（2）每周2次，3周为1个疗程。

【参考文献】吴奇方.脐疗在消化系统疾病中的应用.天津中医学院学报，2001，20（4）：41–43.

【小　贴　士】

（1）本法尤其适于久泻病人。

（2）若对普通胶布过敏，可改用脱敏胶布固定药物。

方5

【药物组成】

脐疗Ⅰ号方：苍术20g，厚朴8g，陈皮、干姜、肉桂各10g，白术、茯苓各

15g，木香8g。

脐疗Ⅱ号方：柴胡9g，白术、茯苓各15g，制半夏8g，陈皮10g，白芍15g。

【制作方法】将上述中的中草药高速中药粉碎机（24000转／分）粉碎成药末，再用100目筛筛过，置于防潮瓶内备用。

【临床技法】

❶ 取药末3～6g，用适量姜汁调成糊状，取一块10cm×10cm纱布浸湿放于神阙穴，把药均匀摊敷在纱布上，厚度0.3cm，四周围小毛巾保护局部皮肤，以防烫伤。

❷ 用TDP灯照射，每日1次，每次30分钟，10次为1个疗程。

【参考文献】魏雪兰.脐疗配合TDP灯治疗肝源性腹泻55例.陕西中医，2008，29（9）：1221.

【小 贴 士】

（1）本法原用于肝源性腹泻。

（2）脐疗Ⅰ号方具有温中散寒，理气止痛之功，多用治湿热内蕴所致之腹泻；脐疗Ⅱ号方具有疏肝理气，清化湿浊之功，多用治肝郁气滞所致之腹泻。

方6 生姜热敷法

【药物组成】生姜。

【制作方法】生姜捣成糊状，醋烧至烫手。

【临床技法】

❶ 取适量用纱布包裹。

❷ 胶布固定于神阙穴。

❸ 白天2小时换1次，晚上6～8小时换1次。

【参考文献】吴奇方.脐疗在消化系统疾病中的应用.天津中医学院学报，2001，20（4）：41-43.

【小 贴 士】

本法原用于婴幼儿腹泻。

灸法

方1 隔药灸法

【药物组成】白术、山药、茯苓、丁香、五倍子各等份。

【制作方法】

① 上述药物混合超微粉碎，密封备用。

② 温开水调药粉成圆饼状（直径约8cm，厚约2cm），面饼的周边高出1cm，面饼中间挖一圆孔，大小略大于病人本人脐孔（直径约2cm），备用。

③ 先将艾绒搓成大小适合的艾团，夹在左手拇、食指腹之间，食指要在上，拇指要在下，再用右手拇、食指将艾团向内向左挤压，即可将圆形艾团压缩成上尖下平之三棱形艾炷，随做随用。做成的艾炷直径约2cm，高约2cm，以燃烧20分钟为宜。

【临床技法】

① 令病人仰卧位，充分暴露脐部，将面圈置于脐部，使肚脐与面圈的孔对齐。

② 取上述药末适量（8～10g），将肚脐塞满、塞实，用艾炷置于药末上，点燃艾炷。

③ 待艾炷完全燃尽，更换艾炷。连续施灸6壮，约2小时。

④ 施灸结束后用医用胶布固封脐中药末，一天后自行揭下，并用温开水清洗脐部。

⑤ 每周治疗2次，4周为1个疗程。

【参考文献】灸法作用的基本原理与应用规律研讨会.十堰：2011.

【小 贴 士】

此法多用于脾虚型肠易激综合征，主要表现为：大便时溏时泄，饮食稍有不慎即发或加重，食后腹胀，食欲不振，倦怠乏力，神疲懒言，舌质淡、苔薄白，脉细弱。

方2 隔盐灸法

【药物组成】艾绒，盐。

【制作方法】艾绒搓捻成"锥体"如蚕豆大。

【临床技法】

❶用食盐末填满神阙。

❷艾绒搓捻成"锥体"如蚕豆大，置脐孔中央，点燃灸之。

❸灸2壮。

❹每日1次，5日为1个疗程。

【参考文献】吴奇方.脐疗在消化系统疾病中的应用.天津中医学院学报，2001，20（4）：41-43.

【小 贴 士】

此法多用于治疗五更泄。

方3　直接灸法

【药物组成】鲜姜，艾炷。

【制作方法】取直径4cm，厚度为0.3~0.4mm的鲜姜片（姜上用三棱针扎数个小孔）。

【临床技法】

❶病人仰卧充分暴露脐部。

❷取直径在4cm，厚度为0.3~0.4mm的鲜姜片（姜上用三棱针扎数个小孔）。

❸将鲜姜片放置在神阙穴上。

❹在姜片上放置一枚自制艾绒制成的底部直径为2cm，高为2cm的锥形艾炷。

❺从尖部点燃开始施灸。

❻待第一炷艾炷燃至疼痛难忍时换下。

❼同规格的艾炷点燃施灸，如此反复6次，即可结束治疗。

【参考文献】郑秋枫.大艾炷隔姜重灸神阙穴治疗非特异性溃疡性结肠炎疗效观察.中医临床研究，2012，4（12）：31-33；杨红娟，赵清玲，赵曙光.艾灸神阙穴治疗慢性结肠炎50例效果观察.齐鲁护理杂志，2011，17（34）：3.

【小 贴 士】

（1）艾灸期间指导病人注意腹部保暖，避免受凉。

（2）慎勿以大饥盛饱更伤脾胃，勿以醇酒厚味再滞肠腑，而应给予清淡易消化、富含纤维素的温热食物以养脾胃。

（3）注意休息，保持心情舒畅，适当进行体育运动，以使正气提升、气机条达，有助于疾病早日痊愈。

（4）艾条使用前后保持干燥，点燃后防止烫伤皮肤或掉落到被褥上，用后彻底熄灭，以防留下火灾隐患。

（5）治疗前温水清洗熏灸部位，治疗过程中经常询问病人的感觉并随时测试病人穴位皮肤温度，观察皮肤颜色，如皮肤发红明显，可局部涂抹碘伏2次，红肿可消退。

第十四节　大便失禁

大便失禁即肛门失禁，是指粪便及气体不能随意控制，不自主地流出肛门外，为排便功能紊乱的一种症状。分为完全失禁和不完全失禁。完全失禁时，粪便可以随时自行流出，咳嗽、走路、下蹲及睡眠时，常有粪便、黏液从肛门外流；不完全失禁时，虽能控制干便，但对稀便不能控制，集中精力控制肛门时，方可使粪便不流出。大便失禁的发病率不高，但非罕见。虽不直接威胁生命，但造成病人身体和精神上的痛苦，严重地干扰正常生活和工作。

隔盐灸法

【药物组成】艾炷，盐。

【临床技法】隔盐灸每日1次，每次10壮，其壮如指甲盖大小。

【参考文献】张天星.隔盐灸神阙穴治疗大便失禁2例.中国民间疗法，2012，20（1）：23.

【小　贴　士】

适于大便失禁属肾阳不足、下元不固者。

第十五节 腹痛

凡是以胃脘以下、耻骨毛际以上部位的疼痛为主要表现者,即为腹痛。基本病机为脏腑气机不利,经脉气血阻滞或脏腑经脉失养。以寒热虚实为辨证纲领,分辨寒热的轻重、虚实的多少、气血的深浅。实则攻之,虚则补之,热者寒之,寒者热之,滞者通之,随病机兼夹变化。

西医学的肠易激综合征、消化不良、胃肠痉挛、不完全性肠梗阻、肠粘连、肠系膜和腹膜病变、腹型过敏性紫癜、泌尿系结石、急慢性胰腺炎、肠道寄生虫等以腹痛为主要表现者,均可参照本节内容辨证施治。

中药外敷法

方1 灵蒲延冰散

【药物组成】五灵脂,蒲黄,延胡索,冰片。

【制作方法】上述四味药,依法炮炙,按6:6:6:1配方,共研细粉,过80目筛,装瓶密封备用。

【临床技法】

❶ 以75%乙醇消毒肚脐。

❷ 取药粉0.3~0.9g,陈醋调成糊状,置于脐内。

❸ 外用麝香止痛膏固定,每次3小时,每日3次。

❹ 急性疼痛者,可适当增加贴敷次数或延长贴敷时间;疼痛剧烈者,加用热水袋温敷或用吹风机吹热风,以加速药物的渗透。

【参考文献】张东亮,何玉娥,张丹珂.灵蒲延冰散敷脐治疗胸腹痛100例.中医外治杂志,2010,19(5):40.

【小 贴 士】

对本药过敏者不宜用;对膏药过敏者,改用脱敏胶布固定。

方2

【药物组成】吴茱萸50g，小茴香75g，干姜50g，公丁香50g，肉桂30g，胡椒5g，栀子20g，硫黄30g，荜茇25g。

【制作方法】烘干，共研为细末，过筛，装瓶储备。

【临床技法】取药粉适量，加面粉少许，开水调成膏，纱布包裹敷神阙穴，胶布固定，外用暖水袋熨之。

【参考文献】杨纯新.脐疗法治疗腹部疾病举隅.按摩与康复医学，2012，3（4）：46.

【小 贴 士】

（1）适用于脾肾阳虚，阴寒内盛型腹痛者。

（2）贴药后局部呈蓝青色，不久可消失。

第十六节　肝硬化腹水

肝硬化腹水是指由于肝脏疾病导致肝脏反复炎症，纤维化及肝硬化形成后由于多种病理因素，如门脉高压、低蛋白血症、水钠潴留等引起腹腔内积液的临床症状。肝硬化腹水不是一个单独的疾病，而是许多肝脏疾病终末期（失代偿期）的共同临床表现。

中药外敷法

【药物组成】甘遂10g，芫花10g，三七10g，茵陈蒿18g，黄芪30g，冰片10g。

【制作方法】上述药物水浓煎200ml，每次30ml，浸湿敷料。

【临床技法】将敷料放置于神阙穴用药物离子治疗机导入，每日1次。疗程为45天。

【参考文献】易志新.柔肝健脾消臌方、脐疗逐水方合西药治疗乙型肝炎肝硬化失偿伴腹水疗效观察.中国中医急症，2010，19（7）：1117-1118.

【小 贴 士】

（1）腹部皮肤有炎症、破损、溃烂者均不适合进行脐疗。

（2）感觉脐部瘙痒或疼痛，请及时将药物取下。

（3）注意有无药物过敏史，避免在用药时引起过敏。

第十七节　黄疸性肝炎

黄疸性肝炎起病时病人常感畏寒、发热，体温38℃左右，少数病人可持续高热数日。更为突出的症状是全身疲乏无力，食欲减退、恶心、呕吐，尤其厌恶油腻食物，上腹部堵胀满闷，肝区疼痛，尿黄似浓茶水，大便较稀或便秘。

中药外敷法

【药物组成】

阳黄：砂仁30g，白糖50g，明矾10g，鲫鱼1条。

阴黄：胡椒每岁1粒，麝香0.9g，明雄黄6g，鲫鱼1条。

【制作方法】共捣烂成泥状。

【临床技法】敷神阙穴。阳黄并敷至阳穴，阴黄可加敷肝俞、脾俞穴。

【参考文献】杨纯新.脐疗法治疗腹部疾病举隅.按摩与康复医学，2012，3（4）：46-48.

【小 贴 士】

注意有无药物过敏史，避免在用药时引起过敏。

药灸法

方 退黄灸药

【药物组成】艾绒、姜黄、黄柏、茵陈蒿、荞麦面。

【制作方法】将艾绒、姜黄、黄柏、茵陈蒿等中药粉碎，制成直径为5cm的圆锥3壮。将荞麦面用水搅匀制成直径7cm、厚1cm的薄饼。

【临床技法】

❶ 将荞麦面饼置于神阙穴。

❷ 将退黄灸药放于荞麦面饼之上，用火点燃。

❸ 灸3壮，日1次。30天为1个疗程。

【参考文献】王科先.退黄灸药灸神阙穴治疗黄疸性肝炎100例.山东中医杂志，2008，27（1）：34-35.

【小 贴 士】

（1）注意饮食调摄及其卫生，忌食油腻、辛辣、生冷及难消化之物，应给予清淡易消化、富含纤维素的温热食物以养脾胃。

（2）注意休息，保持心情舒畅，适当进行体育运动，以使正气提升，气机条达，有助于疾病早日痊愈。

第十八节　静止性胆结石

静止性胆结石是相对于有症状的活动期结石而言，是指相对于静止阶段未发生疼痛或治疗后疼痛已解除的胆结石。可引起一系列胃肠道症状，如上腹疼痛、嗳气、食后胃脘部胀痛等。

中医学认为，凡外邪内侵、七情不舒、饮食不节、脾胃运化失调或蛔虫上扰等各种原因作用于肝胆，均可导致肝胆疏泄失常，使气血郁滞，湿热蕴结，痰饮内生，令胆汁浊而不清，淤积日久而渐成结石。胆结石的病机主要是肝的疏泄和脾的运化功能失调，健脾疏肝是治疗胆结石的根本之法。

中药外敷法

【药物组成】人参、白术、茯苓、甘草、柴胡、当归、何首乌、川芎、白芍、莪术、芥子、半夏、陈皮、过路黄。

【制作方法】上述中药加工成粉末，装入用白棉布缝制成的9cm×9cm袋内，每袋净重25g。另外配制一条"V"型脐疗带。

【临床技法】

❶ 将药袋放入"V"型脐疗带内，敷于脐部。

❷ 扣紧脐疗带。

❸ 10天更换1次药袋，连续用药1年为1个疗程。

【参考文献】周淦镜，易圩生.消石脐疗袋治疗静止性胆结石623例.中医杂志，2005，46（3）：215.

【小 贴 士】

（1）腹部皮肤有炎症、破损、溃烂者均不适合进行脐疗。

（2）感觉脐部瘙痒或疼痛，请及时将药物取下。

（3）注意有无药物过敏史，避免在用药时引起过敏。

第十九节　胃肠功能紊乱

胃肠道功能紊乱又称胃肠神经官能症，是一组胃肠综合征的总称。胃神经官能症临床表现为反酸、嗳气、厌食、恶心、呕吐、剑突下灼热感、食后饱胀、上腹不适或疼痛，每遇情绪变化则症状加重；肠神经官能症又称肠易激综合征，临床表现为腹痛、腹胀、肠鸣、腹泻和便秘、左下腹痛时可扪及条索状肿物，腹痛常因进食或冷饮而加重，在排便、排气、灌肠后减轻。起病大多缓慢，病程常经年累月，呈持续性或反复性发作。

中药外敷法

方1

【药物组成】法半夏，生姜。

【制作方法】法半夏制成粗末，生姜取汁。

【临床技法】

❶ 取法半夏粉10g，以生姜汁5ml拌成泥状。

❷ 将药膏敷于脐中，外以长、宽各6cm的胶布固定。

❸ 每日1次，每次贴敷6～8小时。

❹ 与化疗同步进行。

【参考文献】陈燕华，欧艳凌，李达，等.姜夏脐疗预防急性白血病病人化疗性胃肠道反应的临床研究.护理学报，2010，17（13）：60.

【小　贴　士】

（1）本方适于化疗后胃肠道反应。

（2）皮肤对药物过敏者不宜用。

（3）局部皮肤有破溃者不宜使用。

（4）本法应与化疗同步进行，持续至化疗结束后。

方2

【药物组成】吴茱萸，丁香。

【制作方法】将上述药物采用超微破壁粉碎技术研成细末。将吴茱萸粉与丁香粉各2g，用酒调成糊状，平摊于两层方纱布上。

【临床技法】

❶ 病人取仰卧位，暴露脐部。

❷ 将纱布四边折起敷于神阙穴。

❸ 用胶布固定、密封。

❹ 每次6小时，每日1次。

【参考文献】张晓璇，邱华云，王芳芳.酒调吴茱萸和丁香敷脐治疗脓毒症胃肠功能障碍疗效观察.中国中医急症，2011，20（11）：1746-1747.

【小 贴 士】

（1）本方原用于脓毒症胃肠功能障碍。

（2）注意观察病人贴敷局部有无皮下瘙痒、灼热、潮红、水疱、渗液等过敏情况。若有，及时除去贴敷药物，必要时给予抗过敏治疗。

（3）均连续使用7天后评效。

第二十节　不寐

不寐是以经常不能获得正常睡眠，睡眠时间、深度不足为特征的病证。轻者入睡困难，或寐而易醒，重者彻夜不眠。《景岳全书》认为不寐的机制在于"神不安"。不寐常与饮食不节、情志失常、劳逸失调、病后体虚等因素有关。病位在心，与肝、脾、肾等脏腑功能失调密切相关。各种情志刺激及内伤因素导致火、痰等病理产物存留于体内，影响于心，使心神失养或心神被扰，心神不安，阴跷脉、阳跷脉功能失于平衡，而出现不寐。不寐以虚实夹杂之证多见。

本病证多见于西医学的神经衰弱、更年期综合征、焦虑性神经症、抑郁性神经症、贫血等多种疾病中。

中药外敷法

方1

【药物组成】黄连、肉桂各100g。

【制作方法】烘烤为细末，量蜜调为糊状备用。

【临床技法】

❶ 以75%乙醇消毒肚脐。

❷ 待乙醇干燥后将准备好的药膏贴于脐中。

❸用伤湿止痛膏固定，至次日中午取下。

【参考文献】傅红璟，姚春玲，林伊娜.针刺配合交泰丸神阙贴敷治疗心肾不交型失眠20例.上海针灸杂志，2012，31（1）：45.

【小 贴 士】

（1）该方适于心肾不交型失眠。

（2）若没有伤湿止痛膏，其他类膏药亦可。

（3）皮肤对药膏过敏者不宜用。

（4）治疗期间，禁食生冷、油腻食物。

方2 安神敷脐方

【药物组成】肉桂0.3g，冰片1~2g，吴茱萸3g，黄连5g。

【制作方法】取上药研末，袋装备用。

【临床技法】

❶每夜临睡前取药粉10g（1袋），敷于神阙。

❷以手顺时针方向揉按神阙穴36周。

❸入睡，晨起取下，佩戴时间7~8小时。

❹每袋药物可反复使用5日，待药味减淡后更换药袋。

【参考文献】杨斌，陈阳，黄琰.安神敷脐方结合神阙穴按摩治疗心肾不交之失眠90例疗效观察.海峡药学，2012，24（10）：128.

【小 贴 士】

该方适于心肾不交型失眠。

方3 丹硫膏

【药物组成】丹参20g，远志20g，石菖蒲20g，硫黄20g。

【制作方法】上药共研细末，装瓶备用。

【临床技法】

❶加白酒适量，调成膏状，贴于脐中。

❷用棉花填至与脐部平齐，用胶布固定。

❸每晚换药1次。

【参考文献】张化南，肖国侠.丹硫膏贴脐治疗失眠.吉林中医药，1989，（3）：28.
【小 贴 士】

本方适用于胃中不和者、阴虚火旺者、肝胆火旺者、心脾两虚者失眠。

方4

【药物组成】远志30g，石菖蒲30g，朱砂10g，炒酸枣仁40g，生牡蛎30g。

兼痰热内扰者加胆南星30g，半夏30g，黄连15g。

阴虚火旺者，加龟甲30g。

心脾两虚者加黄芪30g，当归20g。

心胆虚怯者加琥珀10g，磁石30g。

肝郁有热者加丹参30g，硫黄20g。

【制作方法】上药研细末，装瓶备用。

【临床技法】

❶ 取上药10～15 g，拌老陈醋适量，调成糊状。

❷ 敷于脐中，外用胶布固定。

❸ 每晚换药1次，7次为1个疗程。

❹ 1个疗程结束后，休息3天，续行第二疗程。

【参考文献】赵保国，黄河伟.中药敷脐治疗失眠72例.中医外治杂志，2006，15（6）：37.
【小 贴 士】

注意敷药前须将脐周及脐中清洗干净。

方5

【药物组成】三七10g，丹参12g，石菖蒲20g，远志20g，红花8g，香附6g。

【制作方法】共研细末。

【临床技法】

❶ 用40度白酒调成稠膏状，填满肚脐。

❷ 外用胶布固定。

❸ 于月经前1周开始治疗，每晚换药1次。

❹ 连续10天为1个治疗周期，3个月为1个疗程。

【参考文献】刘卫平.中药敷脐治疗经前期失眠症56例.中医外治杂志，2006，15（3）：61.

【小　贴　士】

（1）中药外敷脐疗时禁止饮用茶水、咖啡及食用辛辣食物。

（2）每晚换药前用温水擦洗脐部，擦干后再上药。

（3）凡体质虚弱或脐部周围继发感染者勿用。

第二十一节　梅尼埃病

梅尼埃病指突发性旋转性眩晕反复发作，重时伴恶心、呕吐、面色苍白、出冷汗、血压下降，多数有一侧高调耳鸣、耳堵、听力下降、头部或耳内胀满感，少数（10%~20%）双侧耳均有症状，但也是一耳先发生症状，相隔一定时间后另一耳也发生症状。

中药外敷法

【药物组成】半夏、茯苓、枳实、胆南星、黄芩、生姜、大枣各10g，陈皮、甘草各5g。

【制作方法】以上诸药共研细末，装瓶备用。

【临床技法】

❶ 取药末适量，用米酒调成糊状，如钱币厚。

❷ 敷于肚脐及脐周，覆盖消毒纱布。

❸ 用长、宽各6cm的胶布固定。每日换药1次。

【参考文献】段昭侠.脐疗治疗梅尼埃病疗效观察.吉林中医药，2005，25（5）：23.

【小 贴 士】

（1）本病有2周可自愈的倾向，须治疗3个疗程。

（2）排除肿瘤、血液病引起的症状。

第二十二节　帕金森病

帕金森病是一种常见的神经系统变性疾病，最主要的病理改变是中脑黑质多巴胺能神经元的变性死亡，由此而引起纹状体多巴胺含量显著性减少而致病。帕金森病的首发症状通常是一侧肢体的震颤或活动笨拙，进而累及对侧肢体。临床上主要表现为静止性震颤，运动迟缓，肌强直和姿势步态障碍。近年来人们越来越多的注意到抑郁、便秘和睡眠障碍等非运动症状也是帕金森病病人常见的主诉，它们对病人生活质量的影响甚至超过运动症状。

灸法

【药物组成】艾炷10~15个（底面直径为1.5cm圆锥形），姜片（直径>2cm，厚度0.2cm圆形），荞麦面或小麦面面团，畅元脐药适量。

【制作方法】将面团捏成一内周径约1.5cm，外周直径1.5~2cm，厚度约0.5cm的环形面饼。

【临床技法】

❶ 嘱病人排空小便，放松，安静平卧，露出脐部。

❷ 将面团环置神阙周围，暴露穴位，放畅元脐药适量以填满肚脐。

❸ 姜片放于面饼上，将艾炷点燃放于姜片上，用治疗桶罩住。

❹ 观察艾炷燃烧情况，及时更换。

❺ 用镊子夹住燃烧过的艾炷底部，放入盛水的治疗缸内，重新放置下一个艾炷，并记录一炷燃烧时间，一般15~20分钟一炷。

❻ 一般每次艾灸3~4小时，隔日艾灸1次。如病人不能耐受，可根据病人耐受程度，适当增减。

❼ 艾灸完毕，整理用物，纱布覆盖肚脐，胶布贴好。

【参考文献】牛青蔚.艾灸神阙治疗帕金森病效果观察.医学创新研究，2007，4（8）：117.

【小 贴 士】

（1）艾灸时，随时观察病人反应，如出现心慌、气短、不能平卧等不适反应，应立即中止艾灸。

（2）病人全身汗出较好。

第二十三节　中风

中风是指以突然昏仆、不省人事、半身不遂、口舌㖞斜、言语不利、偏身麻木为主要表现的一类病证。轻者可无昏仆而仅有半身不遂、口舌㖞斜、言语不利等症状。发病急骤，渐进性发展。发病前多有头晕头痛、肢体麻木等先兆。每因恼怒、劳累、酗酒、气候骤变等诱发，概因阴阳失调、气血逆乱、上犯于脑引起。

西医学中的急性脑血管疾病出现中风表现者均可参照。

中药外敷法

【药物组成】

阳气不足型：黄芪10g，巴戟天10g，鹿茸3g，淫羊藿10g，附子10g，丁香6g，花椒6g。

痰阻经络型：芥子15g，细辛6g，延胡索10g，甘遂3g。

瘀阻经络型：麝香3g，冰片6g，丹参10g，血竭10g，水蛭10g，乳香10g，花椒6g，豆蔻10g。

【制作方法】将上述中药按照以上剂量配齐，粉碎过80目筛，按1份药、4份凡士林比例制成软膏。

【临床技法】

❶ 常规针刺及西药治疗。

❷ 以75%乙醇消毒肚脐。

❸ 将药膏贴在神阙上，用纱布固定。

❹ 每天不少于4小时，隔天更换1次，1个月为1个疗程。

【参考文献】周炜，吕晖，索凤霜.神阙穴贴药对中风病人常规疗效的影响.中国针灸，2009, 29（9）：695-698.

【小 贴 士】

本法适用于中风恢复期及后遗症期。

灸法

【药物组成】艾炷。

【临床技法】

❶ 予以西医常规治疗、中药补阳还五汤治疗。

❷ 灸神阙穴。

❸ 30天为1个疗程，共3个疗程。

【参考文献】唐云华.神阙灸法治疗中风偏瘫临床观察.中医学报，2010，25（6）：1216-1217.

【小 贴 士】

注意防止烫伤。

第二十四节　面瘫

面瘫是以口、眼向一侧歪斜为主要表现的病证，又称为"口眼㖞斜"。可发生于任何年龄，冬春季多发，发病急速，以一侧面部发病多见。《黄帝内经》认为口眼㖞斜主要是足阳明胃经筋的病变，《灵枢·经筋》曰："足之阳明，手之太阳筋急，则目为僻。"本病的发生多与正气不足，脉络空虚，风寒或风热之邪乘虚而入等因素有关。病位在面部，与太阳、阳明经筋有关。手足阳经均上行头面部，当邪气阻滞面部经络，尤其是手太阳和足阳明经筋功能失调，可导致面瘫的发生。

西医学将面瘫分为中枢性面瘫和周围性面瘫，本病相当于周围性面瘫，最常见于贝尔麻痹。

毫针刺法

【临床技法】

❶多针毛刺神阙穴为主，配合针刺阳白、下关、翳风、水沟、合谷、承浆等穴。

❷毫针刺得气后接G-6805治疗仪，下关与翳风、水沟与承浆各为一组。

❸采用断续波，强度在发病的一周内以微量电刺激。

❹一周后以病人能忍受为度，每次30分钟，每日1次。10次为1个疗程。

【参考文献】李福芝.针刺神阙穴为主治疗周围性面神经麻痹29例临床观察.黑龙江中医药，2006，（6）：40-41.

【小贴士】

（1）保证充足的休息，防止体劳、心劳、房劳。

（2）患部不能受凉，风寒天气外出要带口罩。

（3）禁食辛辣刺激之物，忌烟酒。

第二十五节　高血压

高血压病是以安静状态下持续性动脉血压增高（BP＞140/90mmHg）为主要表现的一种慢性疾病。本病发病率较高，且有不断升高和日益年轻化的趋势。病因至今未明，一般认为与遗传、饮食、精神紧张等相关。高血压的症状因人而异。早期可能无症状或症状不明显，仅仅会在劳累、精神紧张、情绪波动后发生血压升高，并在休息后恢复正常。随着病程延长，血压明显的持续升高，逐渐会出现各种症状。此时被称为缓进型高血压病。缓进型高血压病常见的临床症状有头痛、头晕、注意力不集中、记忆力减退、肢体麻木、夜尿增多、心悸、胸闷、乏力等。当血压突然升高到一定程度时甚至会出现剧烈头痛、呕吐、心悸、眩晕等症状，严重时会发生神志不清、抽搐。这就属于急进型高血压和高血压危重症，多会在短期内发生严重的心、脑、肾等器官的损害和病变，如中风、心肌梗死、肾衰竭等。

　　本病属于中医学"头痛""眩晕""肝风"等范畴，多因情志失调、饮食失节、内伤虚损等导致肝肾阴阳失调所致。

中药外敷法

　　【药物组成】吴茱萸。

　　【制作方法】上药加工成粗粉粒状，备用。

　　【临床技法】

❶ 用75%乙醇常规消毒肚脐及周围皮肤。

❷ 每晚临睡前取10～20g用水调匀后纳入脐中，再用麝香虎骨膏固定。

❸ 3小时以后，揭下药膏。

❹ 1个月为1个疗程，连用2个疗程。

　　【参考文献】商翠莲，李敏. 吴茱萸贴敷神阙穴治疗高血压 60 例. 中 医外治杂志，2003，12（2）：44.

　　【专家提示】

（1）皮肤对药物过敏者不宜用。

（2）治疗期间，应注意休息，保证充足睡眠，并密切关注血压变化。

（3）不应立即停服降压药物。

第二十六节　眩晕

眩晕是自觉头晕眼花、视物旋转的一种症状，又称"头眩""掉眩""冒眩"等，轻者闭目可止，重者如坐车船，旋转不定，不能站立，或伴有恶心、呕吐、汗出、面色苍白等症状，严重者可突然仆倒。《黄帝内经》指出因虚致眩，朱丹溪提出"无痰不作眩"。本病的发生多与忧郁恼怒、恣食厚味、劳伤过度、跌仆损伤等因素有关。病位在脑，与肝、脾、肾相关。基本病机不外虚实两端，虚证为髓海不足或气血虚弱，清窍失养；实证多与气、血、痰、瘀扰乱清窍有关。

眩晕多见于西医学的梅尼埃病、高血压病、低血压、脑动脉硬化、颈椎病、椎–基底动脉供血不足、贫血、神经衰弱、耳源性眩晕等疾病。

中药外敷法

方1

【药物组成】胆南星、明矾、川芎、郁金各12g，芥子30g，生姜汁适量。

【制作方法】将前5味药共研成细末，贮瓶密封备用。

【临床技法】

❶ 用时取药末适量，加入生姜汁调和成膏状，敷于病人脐孔上，盖以纱布，胶布固定。

❷ 每天换药1次，10天为1个疗程。

【参考文献】董卫国.中药敷脐治疗头痛、失眠、眩晕.中医中药，2007，（6）：19.

【小 贴 士】

本方适用于痰浊中阻型眩晕。

方2

【药物组成】白芷、川芎、吴茱萸各等量。

【制作方法】将以上诸药混合共研成细末，装瓶备用。

【临床技法】

❶ 用时取药末适量，以温水调成糊状，直接敷于病人肚脐上，用纱布覆盖，胶布固定。

❷ 每2天换药1次，病愈方可停药。

【参考文献】董卫国.中药敷脐治疗头痛、失眠、眩晕.中医中药，2007，（6）：19.

【小 贴 士】

本方适用于肝阳上亢型眩晕。

第二十七节　急性肾小球肾炎

急性肾小球肾炎是以急性肾炎综合征为主要临床表现的一组原发性肾小球肾炎。其特点为急性起病，血尿、蛋白尿、水肿和高血压，可伴一过性氮质血症，具有自愈倾向。本病常因β-溶血性链球菌"致肾炎菌株"感染所致，常见于上呼吸道感染、猩红热、皮肤感染等链球菌感染后，属于自限性疾病。本病起病较急，病情轻重不一，轻者呈亚临床型，仅有尿常规异常；典型者呈急性肾炎综合征表现，重证者可发生急性肾衰竭。

中药外敷法

【药物组成】肉桂、补骨脂、五味子三药各等份。

【制作方法】上药研磨成粉末，备用。

【临床技法】

❶ 用时取药粉适量，用醋调成糊状。

❷ 将药膏敷于脐中，外以长、宽各6cm的胶布固定。

❸ 一天以后，揭下药膏。

❹ 2周为1个疗程，连用2个疗程。

【参考文献】孙科，徐艳玲.固肾解毒汤配合中药敷脐治疗急性肾小球肾炎48

例.河南中医学院学报，2006，21（4）：48-49.

【小 贴 士】

（1）皮肤对药物过敏者不宜用。

（2）治疗期间，应注意避风寒。

（3）可配合口服中药治疗，增强疗效。

第二十八节 慢性肾衰竭

慢性肾衰竭又称慢性肾功能不全，是指各种原因造成的慢性进行性肾实质损害，致使肾脏明显萎缩，不能维持其基本功能，临床出现以代谢产物潴留，水、电解质、酸碱平衡失调，全身各系统受累为主要表现的临床综合征，也称为尿毒症。从原发病起病到肾功能不全的开始，间隔时间可为数年到十余年。慢性肾衰竭是肾功能不全的严重阶段。

中药外敷法

方1

【药物组成】

辨证属湿热型者予大黄50g，牡蛎30g，枳实30g，冰片5g，红花10g，白花蛇舌草50g，丹参30g，黄柏20g。

虚寒型者予大黄30g，牡蛎30g，枳实15g，冰片5g，肉桂10g，益母草30g，黄芪50g。

阴虚内热型者予熟地黄30g，生地黄30g，丹参30g，夏枯草30g，红花10g，川牛膝30g。

【制作方法】诸药共研细末，过120目筛，干燥备用。

【临床技法】

❶以75%乙醇消毒肚脐及周围皮肤。

②用时凡士林调敷神阙穴。

③隔日换药1次。

④3个月为1个疗程。

【参考文献】杨俊，熊国良，易无庸.中药敷脐为主治疗慢性肾衰竭临床观察.中国中医急症，2008，17（11）：1530-1531.

【小 贴 士】

在对症治疗基础上使用。

方2

【药物组成】黄芪、杜仲、续断、生大黄、当归、益母草、车前子、生牡蛎、淡附子各30g，炒枳壳10g。

【制作方法】以上诸药共研细末混合均匀。每次取药末5~10g，用清水调和成丸。

【临床技法】

①以75%乙醇消毒肚脐及周围皮肤。

②敷脐中，外用胶布固定。

③待10~16小时后取下用水清洁脐中，保持干燥洁净。

④每日1次，每周休息1天，8周为1个疗程，共3个疗程。

【参考文献】王文丽.中药敷脐治疗慢性肾衰竭50例.中国中医药科技，2013，20（5）：536-537.

【小 贴 士】

根据病人皮肤反应，夏天适当减少脐敷时间。

第二十九节　尿潴留

尿潴留是指膀胱内充满尿液而不能正常排出。按其病史、特点分急性尿潴留和慢性尿潴留两类。急性尿潴留起病急骤，膀胱内突然充满尿液不能排出，病人十分痛苦，常须急诊处理；慢性尿潴留起病缓慢，病程较长，下腹部可触及充满尿液的膀胱，但病人不能排空膀胱，由于疾病的长期存在和适应痛苦反而不重。

中药外敷法

方1

【药物组成】麝香3g，炮穿山甲10g，吴茱萸6g，四棱草10g，苏木10g，沉香6g。

【制作方法】上药按比例研成细末后用麻油热炒至焦黄，配少许盐于其中，待稍冷却之后置于10cm×10cm大小的白色胶布中央。

【临床技法】

❶ 以75%乙醇消毒肚脐。

❷ 待乙醇干燥后将准备好的药膏贴于脐中。

❸ 一天以后，揭下药膏。

❹ 1天1次，每次12个小时，3天为1个疗程。

【参考文献】吴晋蒲，贾颖，薛云峰.中药敷脐治疗前列腺增生引起的尿潴留60例.中医外治杂志，2006，15（6）：29.

【小 贴 士】

（1）本方适于前列腺增生引起的尿潴留。

（2）要保持适当温度，以病人局部感觉温暖舒适为宜，必要时可以用热水袋加热。

（3）皮肤对药膏过敏者不宜用。

方2　前列散

【药物组成】麝香、细辛、皂角、栀子等。

【制作方法】共研细末。

【临床技法】

❶ 以75%乙醇消毒肚脐。

❷ 将上述药，水调敷脐。

❸ 3日换药1次，连用8周。

【参考文献】辛涛，赵爱莲，胡强. 非那雄胺片联合中药脐疗治疗良性前列腺增生的临床研究. 中国医药指南，2012，10（15）：53–55.

【小 贴 士】

治疗期间忌烟、酒、辛辣之品。

方3

【药物组成】白矾、生白盐各二钱半（约为7.5 g）。

【制作方法】共研细末。

【临床技法】

❶ 以75%乙醇消毒肚脐。

❷ 以纸圈围脐，填药以内，滴冷水于药上，小便即通。

❸ 粉末5g置于病人脐中，上覆一毛巾，取温水从毛巾上向脐中逐渐滴入，使白矾徐徐熔化后，敷脐20~30分钟。

【参考文献】李英杰，董俊平. 白矾敷脐治疗前列腺增生尿潴留疗效观察. 中医学报，2009，24（5）：61–62.

【小 贴 士】

病人意识清楚，合作良好，无其他严重并发症。

方4　下尿涌泉丹

【药物组成】蒲公英30g，瞿麦30g，龙胆草30g，车前子30g，王不留行20g，炒穿山甲20g，升麻6g，菟丝子30g，麝香1g，白胡椒10g。

【制作方法】上药共研细末，瓶装备用。

【临床技法】

❶ 临用时取药末10g以温水调和成团涂于神阙穴，外盖纱布用胶布固定。

❷ 3天换药1次，10次为1个疗程，共3个疗程。

【参考文献】庞保珍，赵焕云.下尿涌泉丹贴脐治疗良性前列腺增生症96例.中医外治杂志，2006，15（3）：59.

【小　贴　士】

本方适于中医辨证为下焦湿热证的尿潴留。

方5

【药物组成】王不留行2份，土茯苓1.5份，蒲公英1.5份，大黄1份，牛膝1份，肉桂1份，石菖蒲1份，吴茱萸1份，乳香0.6份，冰片0.5份。

【制作方法】研末，过100目筛，备用。

【临床技法】

❶ 取上药少许，姜汁或蜂蜜调膏，填脐中，外盖纱布固定。

❷ 每2天换药1次，2周为1个疗程。

【参考文献】蔡胜彬.益肾活血法配合敷脐治疗前列腺增生症.中医临床研究，2014，（2）：68-69.

【小　贴　士】

益肾活血法实为济生肾气丸与桂枝茯苓丸之合方。

方6

【药物组成】附子、肉桂、丁香、赤石脂各等量，黄酒适量。

【制作方法】将诸药共研为细末，过筛后，装入瓶内，密封备用。

【临床技法】

❶ 取药末适量调以少量黄酒，揉和如厚膏，制成如蚕豆大小的药丸。

❷ 填入病人脐孔中，盖以贴膜固定。

❸ 每天换药1次，入睡前1~2小时为宜，次日晨起取下。

④10天为1个疗程，每个疗程休息2天，4个疗程为宜。

【参考文献】谷雪瑾，刘娟，宋艳霞. 药物贴脐疗法治疗前列腺增生致小便失禁的护理措施. 新疆中医药，2013，（1）：60-61.

【小 贴 士】

本方适用于辨证属肾气不足、膀胱虚寒型尿潴留。

第二章　骨科病证

第一节　膝关节骨关节疾病

　　膝关节骨性关节炎，以反复发作的膝关节疼痛和逐渐出现的膝关节活动障碍为主要表现，是一种慢性进行性骨关节软骨的退行性变，又称膝关节退行性关节炎。主要病理变化是关节软骨面的退行性变和继发性的骨质增生、滑膜炎症、关节囊牵张、附近韧带及腱组织受到刺激等。

　　本病属中医学"痹病"范畴，认为肝肾亏虚是根本，风寒湿邪是外因，瘀血是其病变过程中的病理产物，本病病位在骨与筋。

中药外敷法

　　【药物组成】当归、川芎、赤芍、桃仁、丹参、川牛膝、秦艽、防风、鹿衔草、桑寄生、川续断、淫羊藿、补骨脂各10g，生甘草5g。

　　【制作方法】以上诸药共研为细末，装瓶备用。

　　【临床技法】

❶用时取药粉适量，用米酒调成糊状。

❷将药膏敷于脐中，外以长、宽各6cm的胶布固定。

❸两天以后，揭下药膏。

❹4周为1个疗程，连用3个疗程。

　　【参考文献】段昭侠.脐疗治疗类风湿关节炎的疗效观察.中医外治杂志，2005，14（3）：21.

【小 贴 士】

（1）皮肤对药膏过敏者不宜用。

（2）治疗期间，应注意避风寒。

（3）关节疼痛症状严重时，可用膏药外敷在关节局部。

灸法

【药物组成】艾条适量。

【制作方法】艾条放入木质灸盒中并固定好。

【临床技法】

❶ 以75%乙醇消毒肚脐。

❷ 待乙醇干燥后将准备好的灸盒置于脐上。

❸ 点燃艾条顶端。

❹ 待艾条燃尽后，用镊子移除，更换新艾条继续治疗。

❺ 连续点燃2~4个艾炷条，1~2小时，每日治疗1次，直至疾病痊愈。

【参考文献】李茜，朱江.神阙灸配合电针治疗阳虚寒凝型膝骨关节炎疗效观察.中国针灸，2008，28（8）：565-566.

【小 贴 士】

（1）严防艾条烫伤脐周皮肤。

（2）根据需要可以适当延长或缩短治疗时间。

（3）可以将青盐或食盐填满肚脐，再行灸法治疗或在膝关节局部进行悬起灸法。

第二节 脊髓损伤后排尿功能障碍

脊髓损伤是指由于外界直接或间接因素导致脊髓损伤，在损害的相应节段出现各种运动、感觉和括约肌功能障碍，肌张力异常及病理反射等的相应改变。脊髓损伤的程度和临床表现取决于原发性损伤的部位和性质。在中医学属外伤瘀血所致"腰痛""痿证""癃闭"等病证范畴。

隔盐灸法

【药物组成】艾绒、食盐、生姜适量。

【制作方法】制成大艾炷（直径约2.5cm，高约2.5cm）；生姜切成厚度0.7~0.8cm，形状近圆形的姜片，其最小直径不小于4cm。

【临床技法】

❶ 以75%乙醇消毒肚脐。

❷ 待乙醇干燥后将准备好的用盐填满肚脐，生姜片压在食盐上，将艾炷置于生姜片上。

❸ 点燃艾炷顶端。

❹ 待脐周皮肤微有灼热感，用镊子移除艾炷，更换新艾炷继续治疗。

❺ 连续点燃2个艾炷，每日治疗1次，1个月为1个疗程。

【参考文献】邓聪.神阙穴隔盐灸结合腰椎夹脊穴电针对脊髓损伤病人膀胱功能的影响.中国中医药现代远程教育，2009，7（10）：169.

【小 贴 士】

（1）严防艾炷烫伤脐周皮肤。

（2）根据需要可以适当延长或缩短治疗时间。

（3）可以配合常规膀胱功能训练和按揉夹脊穴治疗。

第三节 原发性骨质疏松

原发性骨质疏松是以骨质减少、骨的微观结构退化为特征的，致使骨的脆性增加以及易于发生骨折的一种全身性骨骼疾病。临床表现为疼痛，腰背四肢身长缩短，驼背，骨折及呼吸系统障碍，部分病人出现肌肉疼痛。

隔盐灸法

【药物组成】艾绒、食盐适量。

【制作方法】制成大艾炷（直径约2.5cm，高约2.5cm）。

【临床技法】

① 以75%乙醇消毒肚脐。

② 待乙醇干燥后将准备好的用盐填满肚脐，将艾炷置于食盐上。

③ 点燃艾炷顶端。

④ 待脐周皮肤微有灼热感，用镊子移除艾炷，更换新艾炷继续治疗。

⑤ 连续点燃5个艾炷，每日治疗1次，5天为1个疗程，休息2天，再进行下一疗程。

【参考文献】袁训林.神阙穴隔盐灸配合腰背部肌肉锻练治疗原发性骨质疏松腰背痛30例.按摩与康复医学，2010，1（4）：56.

【小 贴 士】

（1）严防艾炷烫伤脐周皮肤。

（2）根据需要可以适当延长或缩短治疗时间。

（3）治疗后嘱病人做双腿交替直腿抬高运动及腰背部拱桥（仰卧位，头后仰，两肘尖贴床，肘关节屈曲60°，将腰背抬起）锻炼。

第四节　腰椎间盘突出症

腰椎间盘突出症主要是因为腰椎间盘各部分（髓核、纤维环及软骨板），尤其是髓核，有不同程度的退行性改变后，在外力因素的作用下，椎间盘的纤维环破裂，髓核组织从破裂之处突出（或脱出）于后方或椎管内，导致相邻脊神经根遭受刺激或压迫，从而产生腰部疼痛，一侧下肢或双下肢麻木、疼痛等一系列临床症状。腰椎间盘突出症以腰4–5、腰5–骶1发病率最高。

中药外敷法

方　椎突消胶囊

【制作方法】以米酒将胶囊内药物调成糊状。

【临床技法】

❶ 以75%乙醇消毒肚脐。

❷ 待乙醇干燥后将准备好的药膏置于脐上。

❸ 外以长、宽各6cm的胶布固定。

❹ 三天以后，揭下药膏。

❺ 10次为1个疗程。

【参考文献】李荣，苏寅，岳瑞卿.中药敷贴神阙穴治疗腰椎间盘突出症的临床研究.中医药通报，2010，9（6）：54-56.

【小　贴　士】

（1）皮肤对药膏过敏者不宜用。

（2）治疗期间，可配合适度的功能锻炼。

（3）膏药可以用复方南星止痛膏等代替。

第三章　外科病证

第一节　疮疡

疮疡是指各种致病因素侵袭人体后引起的体表化脓性疾病。病因分为外感与内伤两类，外感热毒、火毒之邪多急性起病，内伤饮食、情志多慢性病程。疮疡包括疖、痈疽等。

一、疖

疖是一种化脓性毛囊及毛囊深部周围组织的感染。最初，局部出现红、肿、痛的小结节，以后逐渐肿大，呈锥形隆起。数日后，结节中央因组织坏死而变软，出现黄白色小脓栓；红、肿、痛范围扩大。再数日后，脓栓脱落，排出脓液，炎症便逐渐消失而愈。

中药外敷法

【药物组成】杏香兔耳风（别名一支香）。

【制作方法】取杏香兔耳风一株，去除茎叶，根洗净后加少许食盐，捣烂。

【临床技法】

❶ 以75%乙醇消毒肚脐。

❷ 待乙醇干燥后将准备好的捣烂后的杏香兔耳风贴于脐中，面积以覆盖肚脐眼即可，塑料薄膜覆盖，胶布固定。

❸ 平卧2小时后，即可去除。

【参考文献】陈苏明，施国钧.杏香兔耳风敷脐法治疗热疖21例.四川中医，1997，15（11）：48.

【小 贴 士】

若无鲜杏香兔耳风，干根可加适量水捣烂同样有效。

二、痈疽

痈疽是指发生于体表、四肢、内脏的急性化脓性疾患，是一种毒疮。痈发于肌肉，红肿高大，多属于阳证；疽发于骨之上，平塌色暗，多属于阴证。痈疽症见局部肿胀、焮热、疼痛及成脓等。

西医学中的皮肤浅表脓肿、急性化脓性淋巴结炎均可参照。

中药外敷法

方1

【药物组成】乌鸡骨30g，砒霜3g（该药有剧毒，必须在医生指导下使用）。

【制作方法】将上述药物研末。

【临床技法】

❶以75%乙醇消毒肚脐。

❷待乙醇干燥后将准备好的药末填于脐中，盐泥封固好即可。

【参考文献】清·吴师机《理瀹骈文》。

【小 贴 士】

本方适用于痈疽脓出口不收敛。有脓未排尽者不可用。

方2

【药物组成】杏仁 30g，玄参 15g，蛇蜕、蜂房、乱发各 7.5g，麻油 80ml，黄丹20g。

【制作方法】将以上诸药熬成膏备用。

【临床技法】

❶ 以75%乙醇消毒肚脐。

❷ 待乙醇干燥后将药膏取适量涂于纱布贴于脐上，以泻为度。

【参考文献】清·吴师机《理瀹骈文》。

【小 贴 士】

本方应与内治法合用，以解毒消痈，共收其功。

灸法

【药物组成】艾绒适量。

【制作方法】制成艾炷。

【临床技法】

❶ 以75%乙醇消毒肚脐。

❷ 待乙醇干燥后将制成的艾炷置于脐上，灸神阙二七壮。

【参考文献】明·彭用光《简易普济良方》。

【小 贴 士】

注意防止烫伤。

第二节　鹤膝风

　　结核性关节炎在中医学中指"鹤膝风"。以膝关节肿大疼痛，而股胫的肌肉消瘦为特征，形如鹤膝，故名鹤膝风。病由肾阴亏损，寒湿侵于下肢、流注关节所致。大多由"历节风"发展而成。

　　西医学中的骨与关节结核均可参照。

中药外敷法

方1

【药物组成】鲜石见川草（红者佳，连枝俱用。如秋冬根茎俱老，用鲜叶）0.3g，鲜扫帚草0.3g，飞面少许。

【制作方法】将上述药物捣烂。

【临床技法】

❶ 以75%乙醇消毒肚脐。

❷ 待乙醇干燥后，将药物敷脐窝内，外用纱布固定。

【参考文献】清·赵学敏《本草纲目拾遗》。

【小 贴 士】

（1）腹部皮肤有炎症、破损、溃烂者均不适合进行脐疗。

（2）感觉脐部瘙痒或疼痛，请及时将纱布及药物取下。

方2　虎骨追风膏

【药物组成】虎骨 250g，石斛 120g，赤芍 90g，白及60g，川芎 180g，羌活 90g，桂枝 120g，杜仲 90g，生地黄240g，生川乌 60g，白蔹 60g，生穿山甲 60g，独活 90g，麻黄 60g，透骨草 120g，当归 240g，生草乌 60g，红花 60g，大黄 60g，防风 90g，甘草 60g，肉桂 90g，乳香 60g，没药 60g，血竭 90g，木香 30g，丁香 30g，麝香 3g。

【制作方法】用香油30斤，将前21味药炸枯去渣，兑入黄丹5625g收膏，另兑入后7味药（研细末）搅匀。

【临床技法】

❶ 以75%乙醇消毒肚脐。

❷ 待乙醇干燥后，慢火化开药膏，贴敷脐部。

【参考文献】王光清《中国膏药学》。

【小 贴 士】

本方亦可用于腹痛。

方3 阿魏麝香化积膏

【药物组成】阿魏60g，生穿山甲60g，独活60g，生地黄60g，乳香60g，没药60g，白芷60g，天麻60g，官桂60g，赤芍60g，玄参60g，松香60g，木鳖子30g，麝香3g。

【制作方法】除乳香、没药、麝香外，用麻油6000g炸枯去渣，加黄丹3500g攻膏，待凉掺入研细的乳香、没药、麝香搅匀。

【临床技法】

❶ 以75%乙醇消毒肚脐。

❷ 待乙醇干燥后，慢火化开药膏，贴敷脐部。

【参考文献】王光清《中国膏药学》。

【小 贴 士】

本方还可用于腹痛、痛经。

第三节　乳痈

乳痈指热毒侵入乳房而发生的阳证疮疡。乳房局部结块，红肿热痛，伴发热。常发生于产后未满月的哺乳妇女，尤以初产妇多见。

相当于西医学中的"急性乳腺炎"。

中药外敷法

【药物组成】蒲公英、野菊花适量。

【制作方法】将药物捣碎待用。

【临床技法】

❶ 以75%乙醇消毒肚脐。

❷ 待乙醇干燥后将捣碎的药物贴敷脐部。

【参考文献】林坚，金策.中药脐敷举隅.上海中医药杂志，1990，（10）：25.

【小 贴 士】

（1）腹部皮肤有炎症、破损、溃烂者均不适合进行脐疗。

（2）感觉脐部瘙痒或疼痛，请及时将药物取下。

第四节　肛门直肠疾病

一、痔

痔疾是指直肠末端黏膜下和肛管皮肤下静脉丛发生扩张和屈曲所形成的柔软静脉团。临床上出现便血、脱出、肿痛反复发作，并随年龄增加而逐渐加重。分为内痔、外痔、混合痔，内痔多见便血和脱出，外痔多见肛门疼痛、坠胀、异物感，混合痔兼有二者。

中药外敷法

方1 膏药贴脐法

❶ 苍术150g，生半夏90g，防己90g，黄芩90g，黄柏90g，葶苈子90g，甘遂90g，大戟90g，芫花90g，木通90g，白术60g，龙胆草60g，羌活60g，大黄60g，黑牵牛子60g，芒硝60g，炒栀子60g，桑白皮60g，泽泻60g，川芎30g，当归30g，赤芍30g，黄连30g，郁金30g，苦参30g，知母30g，商陆30g，枳实30g，连翘30g，槟榔30g，郁李仁30g，大腹皮30g，防风30g，细辛30g，杏仁30g，胆南星30g，茵陈30g，白牵牛子30g，天花粉30g，紫苏子30g，独活30g，青皮30g，陈皮30g，藁本30g，瓜蒌子30g，柴胡30g，地骨皮30g，白鲜皮30g，牡丹皮30g，威灵仙30g，瞿麦30g，地肤子30g，车前子30g，牛膝30g，香附30g，莱菔子30g，土茯苓30g，萆薢30g，生甘草30g，海藻30g，昆布30g，萹蓄30g，木鳖子30g，蓖麻子30g，地龙30g，土狗30g，穿山甲30g，发团

60g，浮萍90g，延胡索15g，厚朴15g，附子15g，乌药15g，龟甲15g，飞滑石120g。

❷生姜120g，薤白120g，葱白120g，榆枝120g，桃枝120g，大蒜250g，杨柳枝250g，槐枝250g，桑枝250g，苍耳草500g，益母草500g，诸葛菜500g，车前草500g，马齿苋500g，蒲公英500g，凤仙草60g，石菖蒲30g，花椒30g，芥子30g，皂角60g，赤小豆60g。

【制作方法】将两组药分别放入15kg麻油中浸泡半天，以文火煎至药枯，滤去药渣，取油熬至滴水成珠时离火，徐徐加入适量黄丹，不断搅拌，另将铅粉500g，松香250g，密陀僧125g，生石膏125g，陈壁土60g，明矾60g，轻粉60g，官桂30g，木香30g，混合压成的细粉和以酒蒸化的牛胶120g，兑入搅匀，取药膏摊在布上或纸上备用。

【临床技法】

❶以75%乙醇消毒肚脐。

❷待乙醇干燥后，将膏药烘热化开贴脐。

【参考文献】清·吴师机.《理瀹骈文》。

【小 贴 士】

本方亦可治疗脚气、带下、水肿、腹泻等证。

方2　肛疾脐贴饼

【药物组成】诃子、地榆炭、三七、盐酸黄连素、盐酸罂粟碱。

【临床技法】

❶以75%乙醇消毒肚脐。

❷待乙醇干燥后，药饼置于脐窝内，放防渗垫，外贴胶布固定。

❸每次1~2粒，每日1次，6天为1个疗程。

【参考文献】周训行.肛疾脐贴饼治痔312例临床观察.中医杂志，1995，36（3）：153.

【小 贴 士】

若对胶布过敏，产生脐周皮肤发痒，皮肤潮红，可采用纱布压迫固定，症状消失，不影响疗效。

二、肛裂

肛裂指肛管皮肤全层裂开后所形成的感染性溃疡，出现肛门周期性疼痛、出血、便秘。多因阴虚津乏或血热肠燥，致大便秘结，排便努挣，肛门皮肤裂伤，湿热浸入，染毒而成。

中药外敷法

【药物组成】生地黄64g，白芍32g，黄芩32g，黄柏32g，栀子32g，生甘草32g，牡丹皮15g，犀角15g。

【制作方法】将上药用麻油500g熬汁，黄丹222g、石膏128g收膏，备用。

【临床技法】

❶ 以75%乙醇消毒肚脐。

❷ 待乙醇干燥后，取药膏适量敷于脐。

❸ 每日1次，3~5天为1个疗程。

【参考文献】清·吴师机.《理瀹骈文》。

【小　贴　士】

本方用治便血而胃肠热盛者。

三、脱肛

脱肛是指直肠黏膜、肛管、直肠全层和部分乙状结肠向下移位的一种疾病。病人身体瘦弱，大便后直肠黏膜或直肠脱出肛门外，反复发作。

相当于西医学中的"肛管直肠脱垂"。

中药外敷法

方1　芪麻散

【药物组成】黄芪、升麻、枳壳、五倍子各等量，陈醋适量。

【制作方法】以上各药碾而为末，装瓶备用。

【临床技法】

❶ 以75%乙醇消毒肚脐。

❷ 待乙醇干燥后，取药粉30g，以陈醋适量调药末为糊，摊于纱布中间，敷病人脐上，胶布固定。

❸ 每日换药3~5次。

【参考文献】梁雨群《中药敷脐妙法》。

【小 贴 士】

本方适用于脾虚气陷型脱肛。

方2　莱菔子

【药物组成】生莱菔子适量。

【制作方法】上药捣烂，备用。

【临床技法】

❶ 以75%乙醇消毒肚脐。

❷ 待乙醇干燥后，取上药敷于病人脐中，以纱布覆盖，胶布固定。

【参考文献】梁雨群《中药敷脐妙法》。

【小 贴 士】

本方适用于湿热下注型脱肛。

方3

【药物组成】柑子树叶、桃子树叶、薄荷叶各适量。

【制作方法】上药捣烂，用布包裹。

【临床技法】

❶ 以75%乙醇消毒肚脐。

❷ 待乙醇干燥后，取药敷于肚脐。

【参考文献】黄燮才《广西民族药简编》。

【小 贴 士】

腹部皮肤有炎症、破损、溃烂者均不适合进行脐疗。

方4

【药物组成】蓖麻子适量。

【制作方法】将药捣烂，备用。

【临床技法】

❶以75%乙醇消毒肚脐。

❷待乙醇干燥后，取药敷神阙、百会穴。

❸每日一换，数次即上提。

【参考文献】莫文丹《穴敷疗法聚方镜》。

【小 贴 士】

腹部皮肤有炎症、破损、溃烂者均不适合进行脐疗。

方5

【药物组成】生蜘蛛数个。

【制作方法】将蜘蛛捣烂。

【临床技法】

❶以75%乙醇消毒肚脐。

❷待乙醇干燥后，取药敷脐上。

【参考文献】莫文丹《穴敷疗法聚方镜》。

【小 贴 士】

感觉脐部瘙痒或疼痛，请及时将药物取下。

方6

【药物组成】活田螺数只，米双酒适量。

【制作方法】将田螺捣烂如泥，入米双酒和匀，以芭蕉叶包好，埋于热火灰下，待热后取出。

【临床技法】

❶ 以75%乙醇消毒肚脐。

❷ 待乙醇干燥后，将药放于肚脐、背部、尾骨等部位。

❸ 每晚临睡前敷1次，连用5~7日为1个疗程。

【参考文献】苏广洵《常见病民间传统外治法》。

【小 贴 士】

脐部皮肤有炎症、破损、溃烂者均不适合进行。

灸法

【药物组成】艾绒适量。

【制作方法】将艾绒制成艾炷。

【临床技法】

❶ 以75%乙醇消毒肚脐。

❷ 待乙醇干燥后，取细盐填满脐中，上置艾炷灸之。

❸ 每次3～300壮。

【参考文献】宋·窦材《扁鹊心书》。

【小 贴 士】

也可配合雀啄灸使用。

第五节　术后尿潴留

术后尿潴留是一种多见的不适反应。常见原因是由于全身麻醉或蛛网膜下腔麻醉后，排尿反射受抑制；或切口疼痛引起膀胱和后尿道括约肌反射性痉挛；或病人不习惯在床上排尿等。尿潴留可引起病人不适反应及尿路感染，应及时处理。

中药外敷法

【药物组成】车前子。

【制作方法】将车前子捣烂研细，加精盐少许，用凡士林调为膏状备用。

【临床技法】

❶ 以75%乙醇消毒肚脐。

❷ 待乙醇干燥后，将车前子膏涂在穴位上，覆盖纱布，外用胶布固定。

❸ 一般贴敷30~60分钟，每日1次。

【参考文献】姚光潮.车前子贴敷神阙治疗术后尿潴留.中医杂志，1998，（11）：545.

【小 贴 士】

配制药物时现配现用，以免气候炎热使药物变质失效。

灸法

【药物组成】食盐、葱白、艾条各适量。

【临床技法】

❶ 以75%乙醇消毒肚脐。

❷ 待乙醇干燥后，用盐填神阙穴，葱白去皮切1cm厚，置盐上，用艾条灸至病人自觉有热气入腹内。

【参考文献】荆文献，岳瑛.葱白艾灸治疗术后尿潴留1例.山西中医，1999，15（3）：324.

【小 贴 士】

嘱病人多饮水，1小时排尿1次，排尿3次后逐渐延长排尿间隔时间。

第六节　外伤癃闭

癃闭是指以排尿困难、点滴而出，甚则闭塞不通为主症的病证。其中以小便不利，点滴而短少，病势较缓者为"癃"；以小便闭塞，点滴不通，病势较急者为"闭"。总由膀胱气化不利所致。因脾肾阳虚、津液亏虚所致者，为虚证，见小便淋沥不爽，排出无力，面色㿠白，神气怯弱，腰膝酸软。因湿热下注，气机郁结或外伤瘀血、结石阻塞而造成者，多为实证，见小便闭塞，少腹胀痛，或烦躁口渴等。其中因外伤引起的癃闭为外伤癃闭。

西医学中见于各种原因所引起的尿潴留。

中药外敷法

方1

【药物组成】甘遂 30g，朴硝 30g。

【制作方法】将上药研末，水调成膏状。

【临床技法】

❶ 以75%乙醇消毒肚脐。

❷ 待乙醇干燥后，将药物贴于神阙穴。

【参考文献】钟礼和.贴敷治外伤癃闭.江西中医药，1994，25（1）：62.

【小 贴 士】

本病早期多由于瘀血阻遏经脉，窍髓不通。

方2

【药物组成】7寸长短的葱白20g，7粒白胡椒（胡椒粉也可）5g。

【制作方法】放一起捣成泥状，用纱布包好。

【临床技法】

❶ 以75%乙醇消毒肚脐。

❷ 放在脐上，然后用热水袋暖15~20分钟。

【参考文献】刘春生，陈俊华.贴脐法治疗癃闭.山西护理杂志，1991，5（3）：159.

【小 贴 士】

本方适于治疗术后、产后、老年性前列腺炎等引起的排尿困难。

方3

【药物组成】芒硝9g，大黄5g，黄芩5g，肉桂3g，红葱根须15g，新鲜田螺2只，白酒10ml。

【制作方法】前4味研成细末，加入后3味捣烂成软膏。

【临床技法】

❶ 以75%乙醇消毒肚脐。

❷ 团成圆饼，上用牙签扎小孔数个，置肚脐上。

❸ 药饼上再放艾炷连灸5壮。

【参考文献】 何继红.隔药灸脐法治老年癃闭重证.中国中医药报，2015，（3）：1.

【 小 贴 士 】

本方适用于癃闭实证。

第七节 其他

一、疝气

疝气，即人体内某个脏器或组织离开其正常解剖位置，通过先天或后天形成的薄弱点、缺损或孔隙进入另一部位。常见的疝有脐疝，腹股沟直疝、斜疝，切口疝，手术复发疝，白线疝，股疝等。

中药外敷法

方1

【药物组成】酢浆草 16g，天胡荽 16g。

【制作方法】将上药加热饭16g，共捣烂，用布包裹。

【临床技法】

❶ 以75%乙醇消毒肚脐。

❷ 待乙醇干燥后，取药包裹病人脐部，胶布固定。

❸ 每日换药2次。

【参考文献】梁雨群《中药敷脐妙法》。

【小 贴 士】

适用于气虚下陷型疝气。

方2

【药物组成】小茴香适量，青木香30g，广木香30g，吴茱萸30g，大葱250g。

【制作方法】将前4味药烘干碾为细末，和大葱共捣烂如泥，纱布包裹。

【临床技法】

❶ 以75%乙醇消毒肚脐。

❷ 待乙醇干燥后，将药包敷于病人脐部，外加热敷。

❸ 1次30~60分钟。

【参考文献】梁雨群《中药敷脐妙法》。

【小 贴 士】

适用于寒湿内盛型疝气。

方3　疝气膏

【药物组成】川楝子、吴茱萸、小茴香、乌药、木香、香附、青皮、槟榔、黄芪、升麻各等份，面粉适量。

【制作方法】将上药混合共粉碎成末，过筛，加入适量面粉与适量温开水，调成膏备用。

【临床技法】

❶ 以75%乙醇消毒肚脐。

❷ 待乙醇干燥后，取药膏大如枣共3块，分贴于气海、中极、脐中，盖以纱

布，胶布固定。

❸ 每日一换。

【参考文献】梁雨群《中药敷脐妙法》。

【小 贴 士】

适用于肝郁气滞型疝气。

二、胆石症

胆石症也称为"胆囊结石"，主要见于成人，女性多于男性，40岁后发病率随年龄增长而增高。结石为胆固醇结石或以胆固醇为主的混合性结石和黑色胆色素结石。临床表现为胆绞痛、上腹隐痛、胆囊积液等。

灸法

【药物组成】艾条适量。

【临床技法】

❶ 嘱病人侧卧位，以75%乙醇消毒肚脐。

❷ 待乙醇干燥后，点燃艾条距神阙1~2寸，不断旋转，使病人有温热感能耐受为度，每次灸15分钟。

【参考文献】高树中《中医脐疗大全》。

【小 贴 士】

注意防止烫伤。

三、肠梗阻

任何原因引起的肠内容物通过障碍统称肠梗阻。它是常见的外科急腹症之一。有时急性肠梗阻诊断困难，病情发展快，常致病人死亡。

粘连性肠梗阻以往有慢性梗阻症状和多次反复急性发作的病史。多数病人有腹腔手术、创伤、出血、异物或炎性疾病史，临床症状为阵发性腹痛，伴恶心、呕吐、腹胀及停止排气排便等。

绞窄性肠梗阻有持续性剧烈腹痛，腹胀，呕吐出现早而且较频繁，早期即出现全身性变化，如脉率增快、体温升高、白细胞计数增高，或早期即有休克倾向，有明显的腹膜刺激征，呕吐物为血性或肛门排出血性液体。腹腔穿刺为血性液体。

中药外敷法

方1

【药物组成】丁香 30~60g。

【制作方法】将丁香研为细末，加75%乙醇调和，对酒精过敏者可用开水调和。

【临床技法】

❶ 以75%乙醇消毒肚脐。

❷ 待乙醇干燥后，将细末敷于脐及脐周，用塑料薄膜覆盖，周围胶布固定。

【参考文献】高树中《中医脐疗大全》。

【小 贴 士】

对胶布过敏者可用绷带。

方2

【药物组成】雄黄3~10g。

【制作方法】将雄黄研末，用鸡蛋清调为糊状。

【临床技法】

❶ 以75%乙醇消毒肚脐。

❷ 待乙醇干燥后，将药糊敷脐部，外用纱布包扎。

【参考文献】蒋希林《中华脐疗大全》。

【小 贴 士】

敷药前详细询问病人是否有过敏史。

方3

【药物组成】当归、丹参、红花、桃仁、厚朴、延胡索、陈皮、白术、生白芍、甘草、赤芍各等份。

【制作方法】将上药烘干、粉碎、过80目细筛，分30份，备用。

【临床技法】

❶ 先用生理盐水清洁脐部，揩干表面水分。

❷ 取敷脐散1份（约30g），用香油3ml调成糊状，敷于脐部，敷药范围以脐中心为圆心，直径约4cm，外以透气小敷贴固定，每24小时更换1次，连用1个月。

【参考文献】李泓. 中西医结合治疗术后炎性肠梗阻28例.甘肃中医，2010，23（5）:25-26.

【小 贴 士】

本法适用于手术后粘连性肠梗阻。

外敷+针灸法

【药物组成】麝香0.15~0.25g。

【制作方法】将麝香研为细末。

【临床技法】

❶ 以75%乙醇消毒肚脐。

❷ 待乙醇干燥后，将细末敷于脐中，再用胶布固定，然后点燃艾条，隔布灸至肛门矢气为止。同时配合针刺内关、足三里，交替强刺激，留针30分钟。

【参考文献】高树中《中医脐疗大全》。

【小 贴 士】

敷药前详细询问病人是否有过敏史。

四、急性阑尾炎

急性阑尾炎是外科常见病，居各种急腹症的首位。转移性右下腹痛及阑尾点压痛、反跳痛为其常见临床表现，但是急性阑尾炎的病情变化多端。其临床表现为持续伴阵发性加剧的右下腹痛、恶心、呕吐，多数病人白细胞和中性粒细胞计数增高。右下腹阑尾区（麦氏点）压痛，则是该病重要体征。急性阑尾炎一般分四种类型：急性单纯性阑尾炎，急性化脓性阑尾炎，坏疽及穿孔性阑尾炎和阑尾周围脓肿。

灸法

【药物组成】艾绒适量。

【制作方法】制成艾炷。

【临床技法】

❶ 以75%乙醇消毒肚脐。

❷ 待乙醇干燥后，离脐上下左右各半寸处放艾炷灸之，以减轻腹痛为度，连用数次。

【参考文献】高树中《中医脐疗大全》。

【小贴士】

也可配合雀啄灸使用。

五、脐肠瘘

中医学称为"脐部湿疮"。脐肠瘘是卵黄管发育异常引起的疾病，其特征为脐孔内排出恶臭液体，经久不愈，甚则可排出大便样物质。

中药外敷法

方 脐漏散

【药物组成】儿茶 30g，赤石脂 30g，炉甘石 30g，煅龙骨 30g，密陀僧30g，血竭 30g，制乳香 30g，制没药 30g，珍珠粉 10g。

【制作方法】将上药共碾为末，过200目筛，贮瓶备用。

【临床技法】

❶ 以75%乙醇消毒肚脐。

❷ 待乙醇干燥后，将脐漏散置于脐孔，以高出脐孔为度，直接用纱布覆盖，加压包扎。

❸ 每日换药1次，7天为1个疗程。

【参考文献】何钟.脐漏散敷脐治疗脐肠瘘27例.中医外治杂志，1997，（3）：38.

【小 贴 士】

适于湿邪猖獗，气血壅滞型脐肠瘘。

第四章 皮肤及性传播疾病

第一节 蛇串疮

蛇串疮指皮肤上出现簇集性水疱，呈带状分布，痛如火燎的急性疱疹性皮肤病。皮损见成簇水疱沿身体一侧呈带状分布，宛如蛇行。多见于腰间。概因情志内伤，肝气郁结，郁而化火，肝经蕴热，外溢皮肤而致；或脾失健运，湿邪内生；或感染毒邪，湿热火毒蕴结肌肤而成；或年老体弱，血虚肝旺，气血凝滞，疼痛剧烈，病程迁延。

相当于西医学中的"带状疱疹"。

中药外敷法

方1　五香粉

【药物组成】木香 200g，乳香 200g，丁香 200g，降香 200g，香附 200g。

【制作方法】将上五味药研碎成末，过120目筛，装瓶备用。

【临床技法】

① 以75%乙醇消毒肚脐。

② 待乙醇干燥后，将药粉填满脐窝，外贴伤湿止痛膏。

③ 每日换药1次，7日为1个疗程。

【参考文献】刘卫兵.五香粉脐疗治疗带状疱疹.皮肤病与性病，1999，21（1）：23.

【小　贴　士】

（1）腹部皮肤有炎症、破损、溃烂者均不适合进行脐疗。

（2）感觉脐部瘙痒或疼痛，请及时将膏药及药物取下。

方2

【药物组成】菟丝子200g。

【制作方法】炙干碾成粉剂，加香油调和成糊状。

【临床技法】

❶ 以75%乙醇消毒肚脐。

❷ 待乙醇干燥后，敷于脐部。

❸ 1日1次，2~4次为1个疗程。

【参考文献】《全国中草药新医疗法展览会资料选编》（内部资料）.北京：1971.

【小　贴　士】

（1）腹部皮肤有炎症、破损、溃烂者均不适合进行脐疗。

（2）感觉脐部瘙痒或疼痛，请及时将药物取下。

第二节　风热疮

风热疮又称为"风癣"。有一定自限性，皮损以红斑糠状脱屑损害为主，多发生于躯干及四肢近端，分为母斑、子斑。概因外感风热之邪，腠理闭塞，热伤阴津，血热化燥，外泛肌肤而致。

相当于西医学中的"玫瑰糠疹"。

中药外敷法

【药物组成】桃仁、红花、荆芥、薄荷、蛇床子、栀子、冰片适量。

【制作方法】将上述药物风干，粉碎，过磨备用。

【临床技法】

❶ 以75%乙醇消毒肚脐。

❷ 待乙醇干燥后，取药粉10g敷于脐部，胶布固定。

❸ 每日换药1次，2周为1个疗程。

【参考文献】贾菊华，钟森，周保锋.自拟脐疗方治疗儿童玫瑰糠疹.湖北中医杂志，2009，31（8）：64.

【小　贴　士】

（1）腹部皮肤有炎症、破损、溃烂者均不适合进行脐疗。

（2）感觉脐部瘙痒或疼痛，请及时将胶布及药物取下。

（3）注意有无药物过敏史，避免在用药时引起过敏。

第三节　风瘙痒

风瘙痒指无原发性皮肤损害而皮肤瘙痒，伴搔抓后引起的抓痕、血痂、苔藓样变等皮损的皮肤病。本病分为泛发性和局限性，泛发性者以全身瘙痒为主，局限性者以阴部、肛门周围瘙痒多见。

相当于西医学中的"皮肤瘙痒症"。

中药外敷法

方1

【药物组成】桃仁10g，杏仁10g，胡麻子10g，栀子10g，地肤子10g，冰片5g。

【制作方法】上药共研细末，用凡士林调。

【临床技法】

❶ 以75%乙醇消毒肚脐。

❷ 将药调匀后敷脐上，外以医用胶布固定，1天1次。

【参考文献】黄敏，杨坤杰.中药敷脐疗法在皮肤科的运用.中医外治杂志，2005，14（6）：54.

【小　贴　士】

注意敷药期间忌饮酒、吃辛辣及鱼腥发物，多吃蔬菜水果。贴身衣裤要柔软宽松，宜纯棉织品。

方2

【药物组成】当归、生地黄、防风、蝉蜕、知母、苦参、胡麻子、荆芥、苍术、牛蒡子、石膏各3g。

【制作方法】混合共碾成细末，酒调成糊状。

【临床技法】

❶以75%乙醇消毒肚脐。

❷待乙醇干燥后，一次取15g贴于脐部。

【参考文献】梁雨群《中药敷脐妙法》。

【小　贴　士】

（1）腹部皮肤有炎症、破损、溃烂者均不适合进行脐疗。

（2）感觉脐部瘙痒或疼痛，请及时将药物取下。

第四节　湿疮

湿疮指皮损形态多样，伴瘙痒、糜烂、流滋的过敏性炎症性皮肤疾患。常对称分布，自觉瘙痒，反复发作，易演变成慢性。急性者多泛发全身，慢性者皮损多固定在某些部位，亚急性者介于两者之间。

相当于西医学中的"湿疹"。

中药外敷法

方1

【药物组成】红花、桃仁、杏仁、栀子、荆芥、地肤子各等量。

【制作方法】将上药混合共研细末，用蜂蜜调成饼备用。

【临床技法】

❶ 以75%乙醇消毒肚脐。

❷ 待乙醇干燥后，将药饼敷病人脐部，盖以纱布，胶布固定。

❸ 每日换药1次。

【参考文献】李忠《常见病药物脐疗法》。

【小 贴 士】

（1）腹部皮肤有炎症、破损、溃烂者均不适合进行脐疗。

（2）感觉脐部瘙痒或疼痛，请及时将胶布及药物取下。

（3）注意有无药物过敏史，避免在用药时引起过敏。

方2

【药物组成】黄连2g，雄黄（有毒，须在医生的指导下使用）3g，丝绵（烧灰）3g。

【制作方法】共研为末。

【临床技法】

❶ 以75%乙醇消毒肚脐。

❷ 待乙醇干燥后，填于脐部，外盖纱布敷料。

【参考文献】曲祖贻《中医简易外治法》。

【小 贴 士】

（1）腹部皮肤有炎症、破损、溃烂者均不适合进行脐疗。

（2）感觉脐部瘙痒或疼痛，请及时将药物取下。

（3）注意有无药物过敏史，避免在用药时引起过敏。

第五节　瘾疹

瘾疹指皮肤上出现风团，伴有瘙痒的过敏性皮肤病。症见皮肤上出现风团，发无定处，时发时退，消退后不留痕迹，自觉瘙痒或刺痛感。多因禀性不耐，对某些物质过敏所致。

相当于西医学中的"荨麻疹"。

中药外敷法

方1

【药物组成】苦参 30g，防风 15g，扑尔敏 30g。

【制作方法】将上药各自研为细末，分别用瓶装贮藏，密封备用。

【临床技法】

❶ 以75%乙醇消毒肚脐。

❷ 待乙醇干燥后，各取10g混合均匀，敷入脐窝，以纱布覆盖，胶布固定。

❸ 每天1次，10天为1个疗程，连续治愈为止。

【参考文献】贾一江《当代中药外治临床大全》。

【小　贴　士】

注意饮食调摄及其卫生，注意休息，适当进行体育运动，增强机体抵抗力。

方2

【药物组成】防风 10g，蝉蜕 10g，苍术 10g，苦参 10g，栀子 10g。

【制作方法】将上药共研为细末。

【临床技法】

❶ 以75%乙醇消毒肚脐。

❷ 待乙醇干燥后，取适量温开水调敷脐部，外用胶布固定。

❸ 3~5天1次，或将上药加冰片做成药物兜肚。

【参考文献】王端义《中医敷脐疗法》。

【小 贴 士】

（1）腹部皮肤有炎症、破损、溃烂者均不适合进行脐疗。

（2）感觉脐部瘙痒或疼痛，请及时将胶布及药物取下。

（3）注意有无药物过敏史，避免在用药时引起过敏。

方3

【药物组成】荆芥10g，防风9g，茵陈10g，大黄10g，山楂10g，芒硝6g。

【制作方法】将上药研为细末。

【临床技法】

❶ 以75%乙醇消毒肚脐。

❷ 待乙醇干燥后，水调药粉6g敷于脐部，外用胶布固定。

❸ 2~3天换药1次。

【参考文献】王端义《中医敷脐疗法》。

【小 贴 士】

（1）腹部皮肤有炎症、破损、溃烂者均不适合进行脐疗。

（2）感觉脐部瘙痒或疼痛，请及时将胶布及药物取下。

方4 乌梅膏

【药物组成】乌梅10个，扑尔敏30g，甘草末15g，陈醋适量。

【制作方法】将乌梅去核，研为细末，次将扑尔敏和甘草末混合研为细末，再与乌梅末拌合调匀备用，用时取药调入米醋制成膏药备用。

【临床技法】

❶ 以75%乙醇消毒肚脐。

❷ 待乙醇干燥后，取备用药膏贴于脐上，外用纱布覆盖，胶布固定。

❸ 每天换药1~2次，10天为1个疗程，连续直至痊愈。

【参考文献】谭支绍《中医药物贴脐疗法》。

【小 贴 士】

（1）腹部皮肤有炎症、破损、溃烂者均不适合进行脐疗。

（2）感觉脐部瘙痒或疼痛，请及时将胶布及药物取下。

（3）注意有无药物过敏史，避免在用药时引起过敏。

方5

【药物组成】黄芪30g，防风15g，白术15g，全蝎9g，蝉蜕9g。

【制作方法】中药制成细末，用醋调成糊状。

【临床技法】

❶以75%乙醇消毒肚脐。

❷待乙醇干燥后将火罐拔在脐上。

❸留置火罐5~10分钟，起罐后，将药膏敷在肚脐上，用胶布固定。

❹每日1次，连续3次后，休息4天。

【参考文献】吴胜利，马绍尧.辨证配合脐疗治疗慢性荨麻疹100例临床研究.皮肤病与性病，2005，27（2）：12.

【小 贴 士】

（1）留罐时间不宜过长，防止损伤皮肤。

（2）局部皮肤有破溃者不宜使用。

（3）孕妇禁用。

方6

【药物组成】氯雷他定，湿毒清。

【制作方法】两种药物混合，以护肤膏调匀成膏状。

【临床技法】

❶以75%乙醇消毒肚脐。

❷待乙醇干燥后将配置好的药膏放入肚脐内，以上不覆盖，用橡皮膏固定。

❸3~5天后取下，每周1次，连续使用4周。

【参考文献】高光.氯雷他定加湿毒清胶囊封脐疗法治疗慢性荨麻疹35例.吉

林医学，2008，29（7）：587.

【小 贴 士】

（1）皮肤对药膏过敏者不宜用。

（2）治疗期间，禁食生冷、油腻食物。

方7 中药脱敏散

【药物组成】防风25g，地龙25g，蝉蜕15g，柴胡15g，僵蚕10g，冰片3g。

【制作方法】上述诸药研成细粉，装瓶备用。

【临床技法】

❶ 使用时加入适量蜂蜜调成糊状。

❷ 置于患儿脐窝，厚度以平脐窝为准，上面覆盖新鲜保鲜膜，以防止患儿摩擦脱落。

❸ 每天换药1次，2次间隔6小时。1周为1个疗程，连用4个疗程。

【参考文献】李锦春.中药敷脐联合氯雷他定治疗小儿慢性荨麻疹43例.光明中医，2015，30（4）：825-826.

【小 贴 士】

在应用氯雷他定基础上使用本方。

方8

【药物组成】川芎、防风、茵陈、栀子各20g，多虑平20片。

【制作方法】上述诸药研成细末。

【临床技法】

❶ 取药末适量用陈醋调湿，填塞于脐窝。

❷ 外用胶布固定。

❸ 每日换药1次，治疗2周。

【参考文献】喻文球，王万春，严张仁.中西药封脐疗法治慢性荨麻疹60例.江西中医药，2008，39（6）：66-67.

【小 贴 士】

治疗期间忌饮酒、海鲜等。

方9

【药物组成】吴茱萸、防风各2g。

【制作方法】上述诸药研成细末。

【临床技法】

❶用米醋调成糊状敷脐，以填平脐窝为度。

❷覆以保鲜膜，胶布固定。

❸每天1次，7天为1个疗程。

【参考文献】宋修亭，高敬芝，王春梅.吴茱萸散敷脐治疗慢性过敏性荨麻疹136例.四川中医，2006，（6）：83.

【小 贴 士】

（1）皮肤对胶布过敏者不宜用。

（2）治疗期间忌饮酒、海鲜等。

方10　杏仁散

【药物组成】生杏仁10g，炒杏仁10g，金银花10g，朱砂3g，冰片2g。

【制作方法】杏仁碾如泥，其余研极细末，混合备用。

【临床技法】

❶每个药丸5g，用纱布包敷在肚脐上，四周用胶布固定。

❷24小时换取，7次为1个疗程，共3个疗程。

【参考文献】魏涵龙.杏仁散敷脐治疗婴幼儿丘疹性荨麻疹60例.中医外治杂志，2002，（4）：8-9.

【小 贴 士】

个别患儿出现轻微的腹泻、腹痛现象，不必处理，都能很快适应。

拔罐法

【药物组成】凡士林适量，火罐1个，乙醇适量。

【临床技法】

❶ 以75%乙醇消毒肚脐。

❷ 待乙醇干燥后，将凡士林涂在病人脐部皮肤上，取乙醇少许滴入火罐内，放入少许药棉，点燃，趁火旺时扣于病人脐部，吸力不紧时取下。

❸ 连续拔3回为1次，每日1次，3次为1个疗程，连用2~3个疗程。

【参考文献】伦西全.拔罐神阙穴治疗荨麻疹.家庭医学，1997，（6）：54；吴胜利，马绍尧.辨证配合脐疗治疗慢性荨麻疹100例临床研究.皮肤病与性病，2005，27（2）：12.

【小 贴 士】

（1）拔罐局部瘀血愈显著，效果愈佳。

（2）留罐时间不宜过长，以免诱发脐疝。

（3）风寒型瘾疹疗效更好。

第六节　神经性皮炎

神经性皮炎又称为"慢性单纯性苔藓"。是以阵发性皮肤瘙痒和皮肤苔藓化为特征的慢性皮肤病。本病初发时仅有瘙痒感，而无原发皮损，由于搔抓及摩擦，皮肤逐渐出现粟粒至绿豆大小的扁平丘疹，圆形或多角形，坚硬而有光泽，呈淡红色或正常皮色，散在分布。日久则融合成片，肥厚、苔藓样变，表现为皮纹加深、皮嵴隆起，皮损变为暗褐色，干燥、有细碎脱屑。本病为慢性疾病，症状时轻时重，治愈后容易复发。

灸脐法

【药物组成】艾条适量。

【临床技法】

❶ 以75%乙醇消毒肚脐。

❷ 待乙醇干燥后，将艾条点燃，于病人的神阙、曲池及局部穴位各灸1壮。

❸ 每天1次，连续灸5~10日为1个疗程。

【参考文献】苏广泃《常见病传统民间外治法》。

【小 贴 士】

若灸后再于其上喷姜水，效果更佳。

第七节　银屑病

银屑病中医学称之为"白疕"，亦称为"牛皮癣"。指以红斑、丘疹、鳞屑损害为主要表现的慢性皮肤病，刮去鳞屑，有点状出血。病程慢性，易于反复，难以根治。

中药外敷法

方　去屑丸

【药物组成】马钱子 35g，朱砂 6g，核桃仁 12个，水银35g（该药有剧毒，必须在医生指导下使用）。

【制作方法】马钱子香油炸鼓后轧成粉末，核桃仁放入铁锅内炒焦轧细，将朱砂与诸药末搅匀，放入水银做成15个约鸡蛋大小的药丸备用，水银须先用适量香油单独研好再用。

【临床技法】

❶ 以75%乙醇消毒肚脐。

❷ 待乙醇干燥后，将1个药丸放入肚脐固定，24小时后换药。平均用药48天。

【参考文献】张清华，李仲秋.去屑丸敷脐治疗银屑病52例.山东中医杂志，1989，8（1）：21.

【小 贴 士】

对点滴形及进行期病人疗效较佳。

西药注射法

【药物组成】654-2 10mg，维生素 B_{12} 100μg。

【临床技法】

❶ 嘱病人仰卧，双下肢呈屈曲式。

❷ 在脐旁开约半寸处，常规消毒，进针时倾斜30°~40°（因病人胖瘦而定），缓慢刺进脐中，待有酸胀感缓慢注射药物，每次一穴。

【参考文献】王孟柏，王勤学，王殿祥，等.654-2神阙穴注射治疗银屑病40例.山东中医杂志，1991，10（1）：33.

【小 贴 士】

若头皮皮疹重者加百会，左下肢重者配右后溪，右下肢重者配左后溪，同时外用5%白降汞霜、矿泉水水疗，每日1次。

第八节　药疹

药疹又称之为"药毒"。由于系统用药（口服、注射、皮肤黏膜外用药及灌注等）而引起的皮肤或黏膜的急性发疹性反应。发病前有明确的用药史，具有一定的潜伏期，皮损呈多形性，大多泛发全身，除固定性红斑型药疹外，诱发药疹的药物常见有抗生素、解热镇痛药、抗痛风药、镇静催眠药、磺胺药及血清抗毒素、疫苗等。

　　相当于西医学中的"药物性皮炎"。

拔罐法

　　【药物组成】凡士林适量，火罐1个，乙醇适量。

　　【临床技法】

　　❶ 以75%乙醇消毒肚脐。

　　❷ 待乙醇干燥后，将凡士林涂在病人脐部皮肤上，取乙醇少许滴入火罐内，放入少许药棉，点燃，用闪火法在神阙拔罐，停留30秒，将罐取下，稍停片刻后再拔，留罐5分钟后取下，此为第一步治疗。第二步治疗操作方法同上，最后留罐3分钟。第三步治疗操作法仍同上，最后留罐2分钟。

　　❸ 每步间隔1分钟，三步为1次疗程，每日1次。

　　【参考文献】阎秀岚.神阙穴拔罐治疗药疹.中国针灸，1995，（1）：25.

　　【小 贴 士】

　　此适用于氨苄青霉素导致的药疹发作。

第九节　白癜风

　　白癜风指皮肤变白，大小不同，形态各异的局限性或泛发性色素脱失性斑疹。多发于青年，早期及进展期白斑边缘不清，稳定期境界清楚，其边缘绕以色素增深带或白斑区出现点状或岛屿状色素斑。本病多无自觉症状，少数病人在发病前或同时有患处局部瘙痒感。

中药外敷法

　　【药物组成】补骨脂 90g，肉桂 30g。

【制作方法】将二药加75%乙醇200ml，浸泡5~7天，用2~3层纱布过滤。得暗褐色滤液，取滤液煮沸浓缩至原量1/3备用。

【临床技法】

❶ 以75%乙醇消毒肚脐。

❷ 待乙醇干燥后，取药敷于脐部，同时配合日光浴20~30分钟，或紫外线照射2~3分钟。

【参考文献】《全国中草药新医疗法展览会资料选编》（内部资料）.北京：1971.

【小 贴 士】

对紫外线过敏者忌用。

第十节　痤疮

痤疮又称为"粉刺"。是指发生于颜面、胸背等处毛囊与皮脂腺的慢性炎症性皮肤病。皮损丘疹如刺，可挤出白色碎米样粉汁。典型损害有毛囊性丘疹、黑头粉刺、脓疱、结节、囊肿与瘢痕等。

西医学称为"痤疮"。

中药外敷法

【药物组成】茵陈蒿，栀子，大黄，药物均采用生品。

【制作方法】打粉用时三者采用4：3：3的比例混合调匀，以氮酮调为饼状。

【临床技法】

❶ 以75%乙醇消毒肚脐。

❷ 调成肚脐凹大小的药饼敷贴其中，以创可贴两条呈"十"字状封贴。

❸ 每日1贴，7天为1个疗程，治疗需4个疗程。

【参考文献】谢泽初，刘宁.茵陈蒿汤（散）贴脐疗法治疗胃肠湿热寻常性痤疮的疗效观察.中国美容医学，2011，20（9）：1458.

【小　贴　士】

本方适用于痤疮属胃肠湿热型者。

灸法

【药物组成】艾条适量。

【临床技法】

❶ 以75%乙醇消毒肚脐。

❷ 待乙醇干燥后，将艾条点燃后，于病人神阙、曲池及局部穴位处各灸1壮。

❸ 每日1次，连续5~10日为1个疗程。

【参考文献】蒋希林《中华脐疗大全》。

【小　贴　士】

注意防止烧伤。

拔罐法

【药物组成】火罐1个，乙醇适量，三棱针，棉球。

【临床技法】

❶ 病人仰卧，以75%乙醇消毒肚脐。

❷ 待乙醇干燥后，用闪火法在神阙拔罐，留罐约10分钟后起罐。如有黄水流出，以消毒棉球擦净，并以另一棉球敷于穴上。

❸ 治疗4~5天为1次，3次为1个疗程。

【参考文献】于锡江.刺络拔罐法治疗皮肤病体会.中国针灸，1998，（4）：217；王玉玲，谢建国，夏寒星.神阙穴拔罐加自血穴位注射治疗痤疮.河南中医，1998，18（6）：380.

【小　贴　士】

治疗期间勿食辛辣之品，勿用刺激性化妆品。

第五章　妇科病证

第一节　月经不调

月经不调也称"月经失调"，是指月经周期或出血量的异常，临床表现为不规则子宫出血、功能失调性子宫出血、闭经、绝经等，可伴月经前、经期时的腹痛及全身症状。病因可能是器质性病变或是功能失常。

中药外敷法

方1

【药物组成】肉桂、当归、五灵脂、莪术、青皮、威灵仙、川芎、酒白芍、红花、乌药、香附、苍术、厚朴、郁金、半夏、丁香、木通、醋炒大黄、炒蚕沙、吴茱萸、黄连各3g同炒，巴豆霜1.5g。

【制作方法】将上述除巴豆霜外诸药同炒后研成细末，入瓶内密封。

【临床技法】

❶ 于月经前10天取上药30g与适量蜂蜜调成3个药饼。

❷ 以乙醇消毒，待乙醇干燥后将药饼分别贴于心口、脐中、脐下3个穴位上。

❸ 用纱布覆盖，胶布固定。

❹ 每日换药1次，10日为1个疗程。

【参考文献】刘炎，汪文娟.中华脐疗大成.上海：上海科学技术文献出版社，1998：362.

【小　贴　士】

本方具有温经通络，活血调经，化湿行气作用。诸药相配寒热并用，辛散温通，故善治寒凝瘀阻、经水不调所致的月经后期，经行腹痛，苔白腻、舌暗淡之症。

方2　经少回春丹

【药物组成】人参20g，麦冬20g，五味子20g，黄芪40g，当归20g，熟地黄30g，鹿茸15g，菟丝子40g，丹参30g，香附20g。

【制作方法】上药共研细末，密封装瓶备用。

【临床技法】

❶ 取药末10g加水适量调和成团。

❷ 将药团敷于肚脐，外以纱布覆盖，胶布固定。

❸ 每3天换药1次，10次为1个疗程。

【参考文献】庞保珍，胥庆华.经少回春丹贴脐治疗月经过少129例.山西中医，1996，（6）：22.

【小　贴　士】

本方适用于月经过少属血虚、肾虚者。

方3　神功经先散

【药物组成】人参20g，五味子20g，山茱萸20g，麦冬50g，鹿茸15g，麝香1g。

【制作方法】上药除麝香外共研细末，密封装瓶备用。

【临床技法】

❶ 先取麝香0.1g纳入脐中。

❷ 取药末10g加适量醋调和成团，纳入脐中。

❸ 外以纱布覆盖，胶布固定。

❹ 每3天换药1次，10次为1个疗程。

【参考文献】庞保珍，赵焕云.神功经先散贴脐治疗月经先期126例.陕西中医，1997，18（6）：269.

【小 贴 士】

本方适用于月经先期。

方4

【药物组成】乳香、没药、血竭、沉香、丁香各15g，青盐、五灵脂、两头尖各18g，麝香1g。

【制作方法】上药除麝香外共研细末，密封装瓶备用。

【临床技法】

❶先取麝香0.2g放入脐眼。

❷再取药末15g撒布麝香上，盖以槐皮，槐皮上预先钻一小洞，穴周围用面糊圈住。

❸以艾绒捏成艾炷，放在槐皮上点燃。

❹每日1次。

【参考文献】蒋希林，王振涛.中华脐疗大全.北京：中国中医药出版社，1998：382.

【小 贴 士】

本方法适用于月经不调，或前或后，或脐腹疼痛，或有癥瘕血块等。

方5

【药物组成】当归30g，川芎15g，白芍、五灵脂、延胡索（醋浸）、肉苁蓉、苍术、白术、乌药、小茴香、陈皮、半夏，白芷各9g，柴胡6g，黄连同吴茱萸炒各3g。

【制作方法】上药烘干共研细末，密封装瓶备用。

【临床技法】

❶取药粉适量，以醋或酒调成药膏。

❷以纱布包裹药膏敷于脐部，并敷脐下。

❸外盖铝纸和纱布，以胶布固定。

④敷后再加热敷。

⑤每次30分钟，每日2~3次。

【参考文献】蒋希林，王振涛.中华脐疗大全.北京：中国中医药出版社，1998：382.

【小 贴 士】

若无铝纸，可以塑料薄膜覆盖。

方6

【药物组成】鹿茸3g，肉桂心6g，白芍6g，红花6g，当归9g，川芎6g，干姜6g。

【制作方法】将上述药物共碾为细粉末，瓶贮密封备用。

【临床技法】

❶每次取药末3~5g，填纳于病人脐孔内。

❷外以镇江膏药贴在脐孔上，以胶布固定。

❸7天换药1次，3次为1个疗程。

【参考文献】蒋希林，王振涛.中华脐疗大全.北京：中国中医药出版社，1998：387.

【小 贴 士】

（1）本法还可防治妇女习惯性流产。

（2）若无镇江膏药，其他类膏药亦可。

方7

【药物组成】党参10g，白术7g，干姜5g，炙甘草3g，硫黄25g。

【制作方法】以上药物共研细末，密封备用。

【临床技法】

❶将肚脐用温毛巾擦净。

❷取药粉200mg填脐内，覆盖一软纸片，再加棉花，外用白胶布固封。

❸5天换药1次。

【参考文献】李忠.理中散加味脐疗临床验例.河南中医，1983，（1）：39.

【小 贴 士】

本方适用于用于月经过多属脾肾阳虚者。

方8

【药物组成】乌药、白芷、木通、当归、赤芍、大黄、续断、椿根皮、川牛膝、杜仲、附子、锁阳、巴戟天、艾叶、香附、肉桂、益母草、金樱子、血竭、乳香、没药、儿茶、植物油、黄丹。

【制作方法】将上述药物放入植物油内煎熬，待药物炸枯，过滤去药渣，再将滤液煎熬成滴水成珠时，离火，徐徐加入黄丹，搅拌，收膏备用。

【临床技法】

❶取药膏加温化开，贴于病人脐部。

❷外盖以纱布，以胶布固定。

【参考文献】蒋希林，王振涛.中华脐疗大全.北京：中国中医药出版社，1998：382.

【小 贴 士】

本方适用于月经后期，症见色淡量少，腹冷痛，喜按暖，头晕气短，面色㿠白，腰酸乏力，舌淡、苔薄白，脉沉迟无力。

方9　二皮膏

【临床技法】

❶将膏药贴脐部。

❷每3天换药1次。

【参考文献】高树中.中医脐疗大全.济南：济南出版社，1992：42.

【小 贴 士】

（1）本方法适用于妇女气虚血寒，经血清冷，月经不调，超前或错后，行经腹痛。

（2）孕妇忌贴。

灸法

【药物组成】艾条。

【临床技法】

❶ 于月经周期或刮诊术后第5天开始用艾条灸神阙穴。

❷ 取平卧位或坐位，暴露脐部，艾条距皮肤1~2cm垂直熏烤神阙穴皮肤。

❸ 温度为42℃左右。

❹ 每次灸疗15分钟，每日1次，连续10次为1个疗程，共灸2个疗程。

【参考文献】陈丽文.灸疗神阙穴治疗肾阳虚月经不调临床疗效观察.长春中医学院学报，2003，19（4）：16-17.

【小 贴 士】

（1）本方适用于月经不调属肾阳虚者。

（2）月经不调属肾阳虚证候表现为：突然出血，周期紊乱，量多或淋漓不尽，色淡或暗红，质清稀；小腹寒冷或空坠不适，四肢不温，腰痛，面色萎黄，精神萎靡；小便清长，大便溏薄；舌质淡胖、苔薄白，脉沉细无力。

第二节　痛经

痛经，又称"经行腹痛"。在经期或经行前后，出现周期性小腹疼痛，或痛引腰骶，甚至剧痛昏厥。中医学认为，本病有虚实之分，虚证多因肾气不足，气血虚损，胞宫失养致"不荣则痛"；实证多因气滞血瘀，寒凝血瘀，湿热蕴结，胞宫气血瘀阻致"不通则痛"。

西医学将痛经分为原发性痛经和继发性痛经，均可参照本节内容。原发性痛经指生殖官无器质性病变，以青少年女性多见；继发性痛经多见于子宫内膜异位症、子宫腺肌症、盆腔炎或宫颈狭窄等，以育龄期妇女多见。

中药外敷法

方1

【药物组成】肉桂、红花、炮姜、桃仁、细辛、川芎、吴茱萸、延胡索、天仙子、制乌药、冰片。血热瘀结型去肉桂、吴茱萸、炮姜，加黄柏。

【制作方法】将上药研成细末，密封备用。

【临床技法】

❶ 取上药3g加黄酒调成糊状。

❷ 将药糊填入脐中，外用胶布固定。

❸ 每次月经来潮前3日开始敷药，隔日换药1次，至月经来潮第3日停药，3个月经周期为1个疗程。

【参考文献】 王梅.中药外治单纯性痛经疗效观察.中医外治杂志，1997，（3）：36.

【小 贴 士】

（1）疼痛时可取上述药粉0.5g吹入一侧鼻孔，吹药时嘱病人屏气，以防药粉误入气管，引起呛咳。

（2）血热瘀结型痛经表现为经前或经期腹痛下坠，腹部刺痛或灼痛，或伴腰骶胀痛，身热或腹部发热，小便色黄，经色紫红、质稠有臭味，舌质红、苔黄厚，脉弦数。

方2

【药物组成】肉桂25%，丁香20%，吴茱萸15%，红花15%。

【制作方法】将上述药研成粉末状，密封备用。

【临床技法】

❶ 取上药适量用温热黄酒调成糊状。

❷ 以乙醇消毒肚脐。

❸ 待乙醇干燥后将准备好的糊状药饼约5g置于神阙穴内，外用伤湿止痛膏固定。

❹ 每天换药1次。

【参考文献】周华，范荣光.痛经脐疗散治疗痛经60例.中国民间疗法，1996，（3）：18-19.

【小 贴 士】

（1）若没有伤湿止痛膏，其他类膏药亦可。

（2）经前疼痛者自有症状日开始，经期疼痛者自行经日开始敷药。

方3

【药物组成】肉桂12g，炮姜12g，当归10g，川芎10g，赤芍10g，桃仁10g，香附10g，五灵脂12g，生蒲黄12g，延胡索12g，琥珀末3g。

【制作方法】将上述药研成粉末状，密封备用。

【临床技法】

❶ 取上药适量用60度白酒调成1cm厚药饼。

❷ 以乙醇消毒肚脐。

❸ 待乙醇干燥后将准备好的糊状药饼置于神阙穴内，外用胶布固定。

❹ 每日换药1次，夏季天热可换药2次。

【参考文献】马静昆.自拟痛经散敷脐治疗痛经40例.中医外治杂志，1996，（1）：18.

【小 贴 士】

每次敷5~6天，连续3个月经周期为1个疗程。

方4

【药物组成】芥子、延胡索各等份。

【制作方法】将上述药研成粉末状，密封备用。

【临床技法】

❶ 取上药适量用生姜汁调成药饼。

❷ 以乙醇消毒肚脐。

❸ 待乙醇干燥后将准备好的糊状药饼置于神阙穴内，外用胶布固定。

❹3个小时后揭去膏药。

【参考文献】闫海义，贾孝荣.神阙穴贴敷治疗痛经.内蒙古中医药，2000，（5）：30.

【小 贴 士】

（1）经前5天贴1.0g为第一次，月经来潮或感腹痛时贴第二次，于月经干净后第5天贴第三次。

（2）2个月经周期为1个疗程，一般用2个疗程。

方5

【药物组成】香附15g，延胡索15g，乳香15g，没药15g，公丁香10g。

【制作方法】将上述药研成粉末状，分成4份，密封备用。

【临床技法】

❶取上药1份用米酒调成五分硬币大小药饼。

❷以乙醇消毒肚脐。

❸待乙醇干燥后将准备好的药饼置于神阙穴内，外用麝香追风膏固定。

【参考文献】郝存爱，原红霞.中药敷脐治疗痛经30例分析.中医外治杂志，1995，（4）：40.

【小 贴 士】

（1）月经来潮时开始敷药，隔日换1次，至月经结束。

（2）若没有麝香追风膏，其他类膏药亦可。

方6

【药物组成】香附、失笑散（蒲黄、五灵脂各等份）、乌药、延胡索、细辛、桂枝、当归、丹参、赤芍、白芍、川芎、艾叶、黄柏、续断各等份。

【制作方法】将上述药研成粉末状，分成4份，密封备用。

【临床技法】

❶取上药适量用蜂蜜加2%月桂氮卓酮调成膏状。

❷ 以乙醇消毒肚脐。

❸ 取该药蚕豆大小置于4cm×4cm胶布中心，贴于神阙和关元穴。

【参考文献】 昌年发，龚蔚君.香笑散治疗痛经57例.江苏中医，1995，16（6）：34.

【小 贴 士】

（1）月经前6天开始敷药，3天换1次，连续3次，连用2个月经周期为1个疗程。

（2）若无月桂氮卓酮用黄酒或生姜汁亦可。

方7

【药物组成】 当归、吴茱萸、乳香、没药、肉桂、细辛各50g，樟脑3g。

【制作方法】 先将当归、吴茱萸、肉桂、细辛水煎2次，煎液浓缩成稠糊状，溶于95%乙醇的乳香、没药药液中，烘干后研细末加樟脑备用。

【临床技法】

❶ 取上药3g用黄酒调成糊状。

❷ 以乙醇消毒肚脐。

❸ 待乙醇干燥后，将准备好的药置于神阙穴内，外用胶布固定。

【参考文献】 刘长青，吕志芳.自制敷脐膏治疗痛经58例.中医外治杂志，2005，14（5）：50.

【小 贴 士】

月经前3天开始敷药，药干则换药1次，行经后3天取下，每月1次，连续使用至治愈或仅有微痛为止。

方8　吴萸白药膏

【药物组成】 生吴茱萸粉2份，云南白药1份。

【制作方法】 陈醋调和成面团状。

【临床技法】

❶ 取上药适量陈醋调和成面团状。

❷ 将蚕豆大小药膏置入神阙穴。

❸外用伤湿止痛膏固定。

❹对于肝郁湿热证病人，每次取六神丸1粒研碎和入药膏中同敷。

【参考文献】兰迪翔，张爱芳.吴萸白药膏敷神阙穴治疗痛经.江西中医学院学报，1997，9（4）：17.

【小 贴 士】

（1）月经前6天开始敷药，至月经来潮后第6天止，每日换药1次，连续3个周期为1个疗程。

（2）因云南白药及伤湿止痛膏均为孕妇忌用品，故已婚妇女做此治疗前须排除妊娠，治疗过程中须避孕。

（3）若无伤湿止痛膏，胶布亦可。

（4）肝郁湿热型痛经表现为经前或经期小腹疼痛，或痛及腰骶，或感腹内灼热。经行量多质稠，色鲜或紫，有小血块。时伴乳胁胀痛，大便干结，小便短赤，平素带下黄稠。舌质红、苔黄腻，脉弦数。

（5）六神丸组成为牛黄、珍珠、麝香、冰片、蟾酥、雄黄，具有清热解毒，消肿止痛，敛疮生肌的功效。

方9　止痛散

【药物组成】肉桂10g，细辛6g，吴茱萸10g，延胡索10g，乳香10g。

【制作方法】将上述药研成粉末状，分成4份，密封备用。

【临床技法】

❶取上药3~5g填纳于脐孔中。

❷以纱布固定，止痛膏亦可。

【参考文献】刘新霞.止痛散敷脐治疗寒湿凝滞型痛经63例.中医外治杂志，2004，13（5）：49.

【小 贴 士】

月经前3天开始敷药，2天换1次，至月经结束，连用3个月经周期。

方10　调经散

【药物组成】川芎20g，吴茱萸15g，木香15g，肉桂15g，白芷15g，当归10g。

【制作方法】将上述药研成粉末状，密封备用。

【临床技法】

❶ 以乙醇消毒肚脐。

❷ 取上药5g直接敷在病人脐上。

❸ 外用胶布固定。

❹ 同时配合艾灸灸关元穴15~30分钟。

【参考文献】王新奇.艾灸配合自拟调经散敷脐治疗寒湿凝滞型痛经50例.甘肃中医学院学报，1998，15（4）：37–38.

【小　贴　士】

（1）月经来潮前4天开始敷药，敷至经期后4天。

（2）月经来潮前2天开始灸关元穴，至经期后3天。

（3）连续治疗3次为1个疗程。

（4）寒湿凝滞型痛经表现为经前或经期小腹冷痛，甚则牵至腹背疼痛，得热痛减，按之痛甚。行经量少或如黑豆汁样，白带较多，便溏。固有受寒史，或平素畏寒、四肢欠温。舌边紫、苔白腻，脉沉紧。

方11

【药物组成】五灵脂、蒲黄、香附、丹参、乌药各等份。

【制作方法】将上药研成细末，密封备用。

【临床技法】

❶ 取上药5~10g填入脐中。

❷ 外用纱布覆盖。

❸ 每次月经来潮前2~3日开始敷药，至月经来潮第2日停药，1个月经周期为1个疗程，连续用3个疗程。

【参考文献】陈童真，赵海艳，王承山.神阙穴贴敷治疗痛经疗效观察.河北中医，2007，29（1）：73.

【小　贴　士】

（1）腹部皮肤有炎症、破损、溃烂者均不适合进行脐疗。

（2）注意有无药物过敏史，避免在用药时引起过敏。

（3）治疗期间，禁食生冷、油腻食物。

方12

【药物组成】肉桂1g，吴茱萸2g，干姜2g，艾叶2g，醋延胡索3g，沉香1g，小茴香2g，当归3g。偏血瘀加蒲黄3g、五灵脂3g。

【制作方法】将上述药研成粉末状，密封备用。

【临床技法】

❶ 取上药适量用酒调成糊状。

❷ 以乙醇消毒肚脐。

❸ 待乙醇干燥后将准备好的药饼置于神阙穴内，外用伤湿止痛膏固定。

❹ 敷药时每日用热水袋热敷15~30分钟。

【参考文献】张霞，江鹏.脐疗治疗痛经312例临床观察.山西中医，1995，（3）：28.

【小 贴 士】

（1）月经前3天开始敷药，每2天换药1次，3次为1个疗程。

（2）偏血瘀者表现为月经紫黑色或带有瘀块等。

方13

【药物组成】生盐250g，白酒适量。

【制作方法】将生盐放锅内炒热，入白酒和匀，再炒片刻，用布包好。

【临床技法】

❶ 将脐部用湿布擦净。

❷ 将药包趁热熨于肚脐、小腹部。

❸ 每日3次，每次20~30分钟，连熨数日，以愈为度。

【参考文献】高树中.中医脐疗大全.济南：济南出版社，1992：239.

【小 贴 士】

本方适用于气滞血瘀型痛经。

方14

【药物组成】艾叶10份，公丁香、乳香、没药、五灵脂、青盐各1份。

【制作方法】先将艾叶研成艾绒，其他药物共研细末，与艾绒充分混合备用。

【临床技法】

❶ 用白棉布做成直径15~20cm的圆形袋。

❷ 取上药20g装入袋内，用手将袋内药末摊成薄饼状，压实，封口。

❸ 用带子将药袋系于脐部。

【参考文献】王宝礼.艾香药袋敷脐治疗少女痛经40例.中医外治杂志，1997，（9）：19.

【小贴士】

每个月经周期更换药袋1次，连续敷用3个月经周期为1个疗程。

隔药灸法

【药物组成】白芷、五灵脂、青盐各6g。

【制作方法】将上药研成细末，密封备用。

【临床技法】

❶ 将脐部用湿布擦净。

❷ 取上药3g填入脐中，上盖生姜1片。

❸ 用艾条隔姜灸，以自觉脐内有温暖感为度，2日1次。

【参考文献】高树中.中医脐疗大全.济南：济南出版社，1992：238.

【小贴士】

（1）腹部皮肤有炎症、破损、溃烂者均不适合进行脐疗。

（2）治疗期间，禁食生冷、油腻食物。

（3）注意防止烧伤。

第三节　闭经

闭经又称"经闭"。女子年过18周岁，月经尚未来潮，或月经来潮后又中断6个月以上者，称为闭经。前者为原发性闭经，后者为继发性闭经。

中药外敷法

方1

【药物组成】益母草40g，郁金18g，香附15g，当归12g，赤芍12g，桃仁9g，吴茱萸5g，小茴香6g。

【制作方法】将上述药等分成两份，一份研成粉末状密封备用，另一份加水至2000ml，浸泡2~3小时，用武火煮沸，文火煎熬30分钟，去药渣得滤液约800ml，药渣再加水500ml，煎熬15分钟左右，去渣得滤液200ml，共得汤药1000ml。

【临床技法】

❶ 将药液放入容器内摇匀加热，趁热先用蒸汽熏蒸脐下腹部。

❷ 待药液降温后再淋洗脐下腹部，每次约30分钟。

❸ 熏洗后再擦干脐眼及脐下腹部，取备用的药粉15g左右，用黄酒调成膏，将膏置入脐眼后，外用一层无毒保鲜膜覆盖，胶布固定。

❹ 每晚1次，7天为1个疗程，休息3天进行下一疗程，一般应用3~4个疗程。

【参考文献】刘华春，侯承花，周桐宇.益母郁香熏洗敷脐治疗继发性闭经35例.齐鲁药事，2010，29（10）：622-623.

【小贴士】

（1）腹部皮肤有炎症、破损、溃烂者均不适合进行脐疗。

（2）治疗期间，禁食生冷、油腻食物。

方2　复经散

【药物组成】黄芪30g，党参30g，桃仁30g，红花30g，当归30g，熟地黄30g，川芎30g，益母草30g，香附30g，山楂30g，肉桂30g。

【制作方法】将上述药研成粉末状，密封备用。

【临床技法】

❶取上药15g用温热黄酒调成药丸。

❷以乙醇消毒肚脐。

❸待乙醇干燥后将准备好的糊状药饼置于神阙穴内，外用胶布固定。

❹贴24小时后取下，隔日1次，10次为1个疗程，1个疗程后观察月经有无来潮。若月经来潮，则于月经第7天开始下个疗程。若1个疗程后月经仍未来潮，则停药一周后开始下个疗程，依次类推，连续治疗3个疗程。

【参考文献】金辉，谭镇岳.复经散加手术治疗人流术后经闭35例.社区医学杂志，2006，4（1）：55.

【小贴士】

本方适用于人流术后闭经，须配合粘连分离手术治疗，手术后使用本方益气活血，化瘀调经。

方3　信通丹

【药物组成】鹿茸6g，巴戟天30g，肉苁蓉30g，紫河车30g，熟地黄30g，益母草30g，黄芪40g，当归30g，人参30g，山楂30g，鸡内金30g，香附30g。

【制作方法】将上述药研成粉末状，密封备用。

【临床技法】

❶取上药10g用酒调成药丸。

❷以乙醇消毒肚脐。

❸待乙醇干燥后将准备好的糊状药饼置于神阙穴内，外盖纱布，用胶布固定。

❹3天换药1次，10次为1个疗程。

【参考文献】庞保珍，刘祥英，侯宪良，等.信通丹贴脐治疗闭经122例.中医外治杂志，2004，13（4）：42-43.

【小贴士】

本方适用于闭经属肾虚及气血虚弱型。

方4 中药妇笑散

【药物组成】柴胡15g，当归20g，川芎15g，红花20g，丹参25g，益母草30g；谷维素、维生素B_6、维生素B_1。

【制作方法】除益母草外将上述药研成粉末状，密封备用。益母草煎成浓汁备用。

【临床技法】

❶ 取上药适量用益母草浓汁将药粉调成糊状。

❷ 以乙醇消毒肚脐。

❸ 待乙醇干燥后将准备好的糊状药饼置于神阙穴内，外盖纱布，用胶布固定。

❹ 3天换药1次。

【参考文献】 刘福丽，刘丽霞，王欣，等.中药妇笑散敷脐治疗青春期闭经17例.辽宁中医杂志，1996，23（8）：359.

【小 贴 士】

本方适用于青春期闭经，诊断标准为月经来潮后已建立正常的周期，而又突然连续中断3个月以上，经诊断为继发性闭经。

灸法

【药物组成】麝香、龙骨、虎骨、蛇骨、木香、雄黄、朱砂、乳香、没药、丁香、胡椒、青盐、夜明砂、五灵脂、小茴香、两头尖各等份。

【制作方法】将上述药除麝香外研成粉末状，密封备用，麝香临用时另研备用。

【临床技法】

❶ 麝香放脐心，再用面粉做一圆圈套在脐周。

❷ 脐内装满适量药粉，外盖槐树皮或生姜片。

❸ 以艾灸灸之，每岁1壮，按年龄推算，间日1次。

【参考文献】高树中.中医脐疗大全.济南：济南出版社，1992：243.

【小 贴 士】

（1）腹部皮肤有炎症、破损、溃烂者均不适合进行脐疗。

（2）治疗期间，禁食生冷、油腻食物。

（3）注意防止烧伤。

第四节　带下病

带下病是指妇女带下量明显增多，色、质、味异常，伴全身或局部症状者，临床常见为白、黄、赤带三种。中医学认为本病多因感受湿邪、素体虚弱、饮食劳倦等导致脾虚运化失职或肾虚蒸腾失司，使湿邪伤及任、带二脉，任脉失固，带脉失约，以致带下量明显增多，色质味异常而为病。

带下病多见于阴道炎、宫颈炎、盆腔炎、内分泌功能失调、宫颈或宫体肿瘤等疾病。

中药外敷法

方1　肉桂散

【药物组成】肉桂15g，补骨脂20g，白芷30g，芡实20g，桑螵蛸30g。

【制作方法】将上药共研细末，密封备用。

【临床技法】

❶取上药适量用醋调成糊状。

❷临睡前将药糊敷于脐部，外用伤湿止痛膏固定。

❸次日起床时取下，1日更换1次，连续使用1周。连续使用1~2个疗程。

【参考文献】赵海燕.肉桂散贴脐治疗寒湿带下15例.湖南中医杂志，1997，13（2）：30.

【小贴士】

（1）此药适用于寒湿凝滞型带下，其特征为白带清稀，量多，有腥气，面色晦暗，下腹冷痛，尿清便溏，腰部酸痛，舌淡苔润，脉沉迟。

（2）若没有伤湿止痛膏，其他类膏药亦可。

（3）治疗期间禁食寒凉食物。

方2

【药物组成】芡实30g，桑螵蛸30g，白芷20g。

【制作方法】将上药共研细末，密封备用。

【临床技法】

❶ 取上药适量用稀醋调成糊状。

❷ 将药糊敷于脐部，用胶布固定。

❸ 每日换药1次，连续敷用1周。

【参考文献】郭旭光.中药敷脐治带下病.中国中医药报，2012-6-29（5）.

【小 贴 士】

（1）腹部皮肤有炎症、破损、溃烂者均不适合进行脐疗。

（2）注意有无药物过敏史，避免在用药时引起过敏。

（3）治疗期间，禁食寒凉食物。

方3

【药物组成】醋炙白鸡冠花3g，酒炒红花3g，荷叶3g，白术3g，茯苓3g，净黄土（或灶心土）30g，车前子15g，白酒适量。

【制作方法】先将净黄土入锅中炒至黑褐色，继之将诸药研碎成粉末并倒入黄土中同炒片刻，旋以白酒适量注入烹之，待半干时取出，做成一个药饼备用。

【临床技法】

❶ 取药饼烘热，温敷病人脐窝内。

❷ 外以纱布覆盖，胶布固定。

❸ 每日换药1次，通常敷脐5~7天可痊愈。

【参考文献】蒋希林，王振涛.中华脐疗大全.北京：中国中医药出版社，1998：405.

【小 贴 士】

本方适用于白带淋漓不断，质黏味臭秽。

方4　止带散

【药物组成】石榴皮20g，苍术20g，白术20g，车前子15g，柴胡5g，升麻5g。

【制作方法】将上药共研细末，密封备用。

【临床技法】

❶取上药3g用稀小米粥调成糊状。

❷每日临睡前将药糊敷于脐部，外用2~3cm圆形塑料薄膜覆盖，再用胶布固定。

❹将热水袋敷于脐部至水凉为止。

❺次日起床时取下，1日更换1次，10天为1个疗程。

【参考文献】魏林安.止带散外敷神阙穴治疗妇科带下病108例临床观察.甘肃中医，1995，8（2）：29.

【小　贴　士】

（1）敷药期间避免情志波动，经期及妊娠病人慎用。

（2）治疗期间忌房事。

方5

【药物组成】食盐、艾叶各等量，米醋适量。

【制作方法】先将食盐、艾叶碾为粗末，加入米醋适量，炒热极装入白布袋中，制成熨袋备用。

【临床技法】

❶取炒热的盐艾药袋置于病人脐部熨之。

❷待温后将药物温敷脐上，外以纱布扎紧固定。

❸每天1次，直至病愈为止。

【参考文献】蒋希林，王振涛.中华脐疗大全.北京：中国中医药出版社，1998：42.

【小　贴　士】

（1）腹部皮肤有炎症、破损、溃烂者均不适合进行脐疗。

（2）治疗期间，禁食生冷、油腻食物。

（3）注意防止烫伤。

隔药灸法

【药物组成】黄芪、党参、丹参各15g，当归、白术、白芍、生姜末、苍术、山药、香附各10g，柴胡、陈皮各6g，艾条适量。

【制作方法】上药除生姜外烘干，共研细末和匀，装瓶备用。

【临床技法】

❶ 取药末10g左右填入神阙穴，铺平呈圆形，直径2~3cm，再用8cm×8cm胶布贴紧。

❷ 每隔3天换药末1次。

❸ 每天隔药艾灸1次，艾条长1.5cm，连灸3壮，1个月为1个疗程。

【参考文献】蒋希林，王振涛.中华脐疗大全.北京：中国中医药出版社，1998：42.

【小 贴 士】

（1）本方适用于带下病属脾虚者。

（2）治疗期间忌食生冷、油腻食物。

第五节　崩漏

崩漏是指妇女不在行经期间，阴道突然大量出血，或淋漓下血不断者。前者称为"崩中"，后者称为"漏下"。若经期延长达2周以上者，称为"经崩"或"经漏"。

中药外敷法

方1

【药物组成】益智仁、沙苑子各20g，焦艾叶30g。

【制作方法】将前2味药烘干，研为细末，过筛备用；艾叶浓煮汁后熬药末成膏。

【临床技法】

❶取药膏适量敷于脐部。

❷外用纱布包裹，以胶布固定。

❸每日换药1次，直至血止。

【参考文献】张建德《中医外治法集要》。

【小　贴　士】

（1）腹部皮肤有炎症、破损、溃烂者均不适合进行脐疗。

（2）治疗期间，禁食寒凉食物。

方2

【药物组成】黄芪、杜仲、蚕沙、炮姜炭、赤石脂、禹余粮各10g，灶心土340g。

【制作方法】将前6味药研细末，灶心土煎水调药粉如糊状。

【临床技法】

❶取药糊适量敷于脐部。

❷外盖塑料薄膜，胶布固定。

❸每日换药1次。

【参考文献】阎国杰，赵东升，王利平《家用药物贴脐治病小窍门》。

【小　贴　士】

（1）腹部皮肤有炎症、破损、溃烂者均不适合进行脐疗。

（2）治疗期间，禁食寒凉食物。

方3

【药物组成】栀子炭、棕榈炭、地榆各6g，鲜小蓟、鲜鸡冠花各15g。

【制作方法】将前3味药研细末，后2味药捣烂与药粉混合。

【临床技法】

❶取适量药糊敷于脐部。

❷ 用塑料布覆盖，外用胶布固定。

❸ 每日换药1~4次。

【参考文献】阎国杰，越东升，王利平《家用药物贴脐治病小窍门》。

【小 贴 士】

（1）腹部皮肤有炎症、破损、溃烂者均不适合进行脐疗。

（2）感觉脐部瘙痒或疼痛，请及时将胶布及药物取下。

（3）治疗期间，禁食寒凉食物。

灸法

方1 隔盐灸法

【药物组成】食盐1茶匙，艾绒炷（0.5cm×0.3cm×0.3cm）10~20壮。

【制作方法】将食盐研末，过筛备用，取艾绒制成0.5cm×0.3cm×0.3cm大小的艾炷备用。

【临床技法】

❶ 嘱病人平卧床上，取食盐填入脐窝中，盐约高出皮肤3cm。

❷ 将艾炷置于盐上点燃灸之。

❸ 连灸9壮为1个疗程，一般灸9壮即可止血。

【参考文献】蒋希林，王振涛.中华脐疗大全.北京：中国中医药出版社，1998：415.

【小 贴 士】

（1）腹部皮肤有炎症、破损、溃烂者均不适合进行脐疗。

（2）治疗期间，禁食生冷、油腻食物。

（3）注意防止烧伤。

方2 隔姜灸法

【药物组成】生姜片5~10片，艾炷（如黄豆大）10~15粒。

【制作方法】取生姜片1大块，用刀切成薄片5~10片，再取艾绒做成绒炷，每炷如黄豆大，共做艾炷10~15粒，备用。

【临床技法】

❶嘱病人仰卧，取生姜片1块置于脐孔上。

❷把艾炷放姜片上点燃灸之。

❸连续灸10壮，每天灸1~2次，灸至血止为度。

【参考文献】蒋希林，王振涛.中华脐疗大全.北京：中国中医药出版社，1998：416.

【小 贴 士】

（1）腹部皮肤有炎症、破损、溃烂者均不适合进行脐疗。

（2）治疗期间，禁食生冷、油腻食物。

（3）注意防止烧伤。

方3　隔药灸法

【药物组成】麝香、龙骨、虎骨、蛇骨、木香、雄黄、朱砂、乳香、没药、丁香、胡椒、青盐、夜明砂、五灵脂、小茴香、两头尖各等份，面粉适量，槐树内皮或生姜片，艾炷。

【制作方法】除麝香外，余药共研细末，装瓶备用。

【临床技法】

❶先放麝香于脐内。

❷再用面粉做一圆圈套在脐周，然后装满适量药粉，外盖槐树内皮或生姜片。

❸上放艾炷灸，每岁1壮，隔日灸1次。

【参考文献】李济苍.薰脐法治妇科病.新中医，1986，（1）: 31.

【小 贴 士】

（1）腹部皮肤有炎症、破损、溃烂者均不适合进行脐疗。

（2）注意有无药物过敏史，避免在用药时引起过敏。

（3）注意防止烧伤。

第六节　不孕

不孕是指夫妇同居2年以上，配偶生殖功能正常，未避孕而不受孕者；或曾孕育过，未避孕又2年以上未再受孕。前者为"原发性不孕症"，后者为"继发性不孕症"。

不孕常见于排卵功能障碍、输卵管阻塞、子宫先天畸形、子宫内膜异位症、盆腔炎等疾病之中。输卵管阻塞、子宫先天畸形所致不孕者尚须到妇科接受专业治疗。

中药外敷法

方1

【药物组成】肉桂25%，丁香20%，吴茱萸15%，红花15%。

【制作方法】将上述药研成粉末状，密封备用。

【临床技法】

❶ 取上药适量用温热黄酒调成糊状。

❷ 以乙醇消毒肚脐。

❸ 待乙醇干燥后将准备好的糊状药饼约5g置于神阙穴内，外用伤湿止痛膏固定。

❹ 每天换药1次。

【参考文献】周华，范荣光.痛经脐疗散治疗痛经60例.中国民间疗法，1996，（3）：18-19.

【小贴士】

（1）若没有伤湿止痛膏，其他类膏药亦可。

（2）经前疼痛者自有症状日开始，经期疼痛者自行经日开始敷药。

（3）换药前先用温水清洗脐孔。

方2

【药物组成】葱白5根。

【制作方法】将葱白捣烂，加热。

【临床技法】

❶ 将捣烂加热后的葱白敷于肚脐，外覆纱布，胶布固定。

❷ 每日1次。

【参考文献】张连城.葱白熨脐治验.四川中医，1989，（3）：12.

【小　贴　士】

本方适用于肾虚型不孕症。

方3　消通敷脐膏

【药物组成】虎杖、石菖蒲、王不留行各60g，当归、山慈菇、穿山甲、肉苁蓉各30g，生半夏、细辛、生附子各15g，生马钱子10g，没药、乳香、琥珀各30g，肉桂、蟾酥各15g。

【制作方法】先将前11味药煎3次，熬液成浓缩状，再把后5味药研末加入和匀，烘干后研末；取上药粉5g加白酒、蜂蜜适量，麝香少许，再加风油精3~4滴调匀成膏备用。

【临床技法】

❶ 用时取肥皂水洗净脐眼，乙醇消毒。

❷ 将药膏敷于脐眼，以消毒纱布外敷，胶布固定。

❸ 用红外线灯照射20分钟，用热水袋热熨脐部1~2小时。

❹ 隔日换药1次，7次为1个疗程。

【参考文献】陈武斌，高娜，宋玉芳.消通敷脐膏治疗输卵管阻塞115例.陕西中医，1989，（2）：65.

【小　贴　士】

（1）注意有无药物过敏史，避免在用药时引起过敏。

（2）感觉脐部瘙痒或疼痛，请及时将胶布及药物取下。

（3）治疗期间，禁食寒凉食物。

方4

【药物组成】炮附子、巴戟天、肉苁蓉、当归、穿山甲、山茱萸、胡芦巴、川芎、干姜、细辛、黄芪、肉桂、红花、延胡索、石莲子、白术、党参、熟地黄、牡丹皮、补骨脂、木鳖子、菟丝子、血竭、龙骨、鳖甲各6g，麝香0.6g，铅丹适量，香油250g。

【制作方法】将以上各药碾碎后加入香油，制成膏药备用。

【临床技法】

❶ 于经期过后2~3天用3贴分别贴于肚脐和双肾俞穴。

❷ 以宽布带束之。

❸ 直至下次月经来潮前1~2天揭下，待经期过后，更换药膏。

【参考文献】蒋希林，王振涛.中华脐疗大全.北京：中国中医药出版社，1998：419.

【小 贴 士】

本方适用于肾虚型不孕症。

灸法

【药物组成】五灵脂、白芷、食盐各6g，麝香0.3g，面粉适量，艾炷适量（如黄豆大小）。

【制作方法】将以上药物混合碾为细末，瓶贮密封备用。

【临床技法】

❶ 取面粉加水调和制成面条，以之围绕脐孔四周。

❷ 将药末填满脐中，以艾炷点燃置于药末上灸之，连灸至病人脐中有温暖感即停。

❸ 每隔3天填药灸1次。

【参考文献】谭支绍《中医药物贴脐疗法》。

【小 贴 士】

本方适用于子宫寒冷、冲任失调之不孕症。

第七节　妊娠水肿

妊娠水肿是指妊娠期肢体面目发生水肿。根据肿胀部位及程度不同分别又名"子气""皱脚""脆脚""子肿"。概因脾虚、肾虚、气滞等水湿运化不利所致。

中药外敷法

方1

【药物组成】地龙、甘遂、猪苓、硼砂、肉桂各10g，姜汁、食醋适量。

【制作方法】取上药共碾为细末，加姜汁、食醋适量调和如厚膏。

【临床技法】

❶取药膏敷于孕妇脐孔上，外以纱布覆盖，胶布固定。

❷每天换药1次，敷药后静卧片刻。

【参考文献】谭支绍《中医药物贴脐疗法》。

【小　贴　士】

（1）腹部皮肤有炎症、破损、溃烂者均不适合进行脐疗。

（2）注意有无药物过敏史，避免在用药时引起过敏。

（3）治疗期间，禁食生冷、油腻食物。

方2

【药物组成】大田螺（去壳）4个，大蒜瓣（去皮）5个，车前子10g。

【制作方法】先将车前子碾碎为极细粉末，加入田螺、大蒜共捣绒如泥，捏成古铜钱大圆形药饼备用。

【临床技法】

❶取药饼1个烘热，贴于孕妇脐孔上，以消毒纱布覆盖，胶布固定。

❷每天换药1次，通常敷1~2次后小便增多，浮肿渐消。

【参考文献】蒋希林，王振涛.中华脐疗大全.北京：中国中医药出版社，1998：425.

【小 贴 士】

（1）腹部皮肤有炎症、破损、溃烂者均不适合进行脐疗。

（2）治疗期间，禁食生冷、油腻食物。

方3

【药物组成】商陆100g，公丁香2g，葱白、鲜生姜各适量。

【制作方法】将商陆研为细末，过筛，每次取药末3~5g，葱白2茎，捣绒成膏备用。

【临床技法】

❶ 取药膏 5 g 以凉开水适量，调如糊状。

❷ 将药糊敷在孕妇肚脐孔上，盖以纱布，胶布固定。

❸ 每天换药1次，一般 7 天为1个疗程。

【参考文献】蒋希林，王振涛.中华脐疗大全.北京：中国中医药出版社，1998：425.

【小 贴 士】

商陆有小毒，用量以小剂量为宜，如果用量过多，或用药时间过长，可出现眩晕、呕吐，不妨碍继续治疗。停药后，这种副作用就会消失。

第八节　妊娠恶阻

妊娠恶阻是指妊娠后孕妇出现恶心呕吐、头晕厌食，或食入即吐等症状，妊娠恶阻为妊娠早期最常见的症状。概因冲脉之气上逆，胃失和降所致。

中药外敷法

方1

【药物组成】姜半夏9g，鸡内金15g，川续断15g，杜仲12g，陈皮12g，砂仁12g，怀牛膝12g，甘草6g，山药30g，旱莲草30g，桑寄生30g。

【制作方法】将上述药研成粉末状，密封备用。

【临床技法】

❶ 取上药适量用姜汁调和成药饼。

❷ 以乙醇消毒肚脐。

❸ 待乙醇干燥后将准备好的糊状药饼置于神阙穴内，外用胶布固定。

❹ 每日换药1次。

【参考文献】刘俊华.中药及穴位贴敷配合西药治疗妊娠恶阻60例.中医研究，2011，24（11）：48-49.

【小 贴 士】

本方配合口服中药及西药治疗效果更佳。

方2

【药物组成】公丁香、砂仁、半夏各20g。

【制作方法】将上述药研成粉末状，密封备用。

【临床技法】

❶ 取鲜姜50g打成姜汁，以姜汁调和上述药物，文火熬成膏。

❷ 以乙醇消毒肚脐。

❸ 待乙醇干燥后将准备好的糊状药饼置于神阙穴内，外用胶布固定。

❹ 每日换药1次。7天为1个疗程，少效者休息3天后继续第二个疗程。

【参考文献】王彦，杨潇然，孙立靖.中药敷脐配合耳穴按压治疗妊娠恶阻.山东中医杂志，2011，27（4）：281.

【小 贴 士】

本方配合耳穴治疗效果更佳。耳穴选穴以脾、胃、大肠为主穴，十二指肠、神门、肝等为配穴。用75%乙醇棉球拭净皮肤表面，以王不留行籽按压在选取的相应穴位上，外以胶布固定。用拇指、食指相对按压王不留行籽，以能耐受为度，每日3~4次，按至耳廓发红发热为宜。

方3

【药物组成】生黄芩2g，姜半夏1g，生栀子2g，公丁香0.3g，鲜生姜10g。

【制作方法】将上述药除生姜外研成粉末状，密封备用。

【临床技法】

❶ 取鲜姜10g去皮打成姜汁，将上述药物调和成糊状。

❷ 以乙醇消毒肚脐。

❸ 待乙醇干燥后将准备好的糊状药饼置于神阙穴内，外用胶布固定。

❹ 每日换药1次。

【参考文献】郭文经.中药敷贴神阙穴治疗妊娠恶阻48例.医学理论与实践，1998，11（11）：509.

【小 贴 士】

寒冷季节局部热敷保温。

方4

【药物组成】半夏15g，丁香15g，生姜30g。

【制作方法】将半夏、丁香研成粉末状，密封备用。

【临床技法】

❶ 取鲜姜30g打成姜汁，将上述药物调和成糊状。

❷ 以乙醇消毒肚脐。

❸ 待乙醇干燥后将准备好的药饼置于神阙穴内，厚约1cm，直径1cm左右，外用胶布固定。

❹ 每日换药1次。

【参考文献】杜河林，贾法梅.半夏丁香散敷脐治疗妊娠呕吐.山东中医杂志，1996，15（3）：137.

【小 贴 士】

（1）腹部皮肤有炎症、破损、溃烂者均不适合进行脐疗。

（2）治疗期间，禁食寒凉食物。

方5

【药物组成】炒白术2g，砂仁1g，半夏1g，生姜30g。

【制作方法】将前3味药研为细末，用药末与生姜共捣绒如膏。

【临床技法】

❶ 取药膏贴于脐部，外用胶布固定。

❷ 每2~3天换药1次，每天用热水袋热熨15~20分钟。

【参考文献】蒋希林，王振涛.中华脐疗大全.北京：中国中医药出版社，1998：432.

【小 贴 士】

本方适用于妊娠恶阻属脾胃虚弱型病人。

第九节　妊娠小便不通

妊娠小便不通是指妊娠期间小便不通，甚至小腹胀急疼痛，心烦不得卧，痛苦不堪的一类病证。本病以虚证为主，由于脾肾两脏之虚，致使小便蓄积膀胱，闭而不通，孕期患之则症势更为严重，应掌握"急则治其标，缓则治其本"的具体法则。

西医学中常见于妊娠尿潴留。

中药外敷法

方1

【药物组成】甘遂15g，甘草10g。

【制作方法】将甘遂研为细末，备用。甘草煎汤，待服。

【临床技法】

❶ 取甘遂末15g，加水调成膏状。

❷ 将药膏敷于病人脐孔内，以纱布覆盖，胶布固定。

❸ 继之将甘草煎汤服下。

【参考文献】蒋希林，王振涛.中华脐疗大全.北京：中国中医药出版社，1998：435.

【小 贴 士】

甘遂与甘草药性相反，甘遂只供外敷用，不作内服，两者不能混在一处，否则会引起毒副作用。

方2

【药物组成】鲜葱白15根（连须），食盐15g，田螺5个（去壳）。

【制作方法】将3味药共捣烂如厚膏状，备用。

【临床技法】

❶ 取药膏敷于病人脐上，外以纱布覆盖，胶布固定。

❷ 隔12小时换药1次，通常敷药2~3次小便即通下。

【参考文献】蒋希林，王振涛.中华脐疗大全.北京：中国中医药出版社，1998：435.

【小 贴 士】

（1）腹部皮肤有炎症、破损、溃烂者均不适合进行脐疗。

（2）治疗期间，禁食寒凉食物。

方3

【药物组成】滑石120g。

【制作方法】将滑石碾碎为粉末。

【临床技法】

❶ 每次取滑石粉30g，水调为糊。

②将药糊敷于脐部，以纱布覆盖，胶布固定。

③待药干后换药重新敷于脐内。

【参考文献】王肖岩《穴位贴药疗法》。

【小 贴 士】

（1）腹部皮肤有炎症、破损、溃烂者均不适合进行脐疗。

（2）感觉脐部瘙痒或疼痛，请及时将胶布及药物取下。

方4

【药物组成】党参10g，当归6g，红花6g，炮姜3g，生姜汁适量。

【制作方法】将上述前4味药共研为细末。

【临床技法】

①取药末适量加生姜汁调为糊状。

②取药糊敷脐，以纱布覆盖，胶布固定。

③每日敷药2次，每次2~4小时。

【参考文献】阎国杰，赵东升，王利平《家用药物贴脐治病小窍门》。

【小 贴 士】

本方适用于气虚型妊娠小便不通。

方5

【药物组成】葱白适量，炒盐15g。

【制作方法】将二药混合，捣绒如膏状。

【临床技法】

①将药膏敷于神阙穴上，胶布固定。

②2小时换药1次。

【参考文献】王肖岩《穴位贴药疗法》。

【小 贴 士】

（1）腹部皮肤有炎症、破损、溃烂者均不适合进行脐疗。

（2）感觉脐部瘙痒或疼痛，请及时将胶布及药物取下。

（1）治疗期间，禁食寒凉食物。

方6

【药物组成】四季葱白60g（切碎），食盐12g。

【制作方法】先将食盐入锅内炒极热，然后放入葱白碎末同拌炒，待可闻到葱香时，旋即取出，装入白布袋中，备用。

【临床技法】

❶嘱孕妇仰卧，并抬高一只脚，左右不限，最好用布带吊起。

❷旋以热葱盐袋熨于脐下、少腹上，待小便解下后，则可去掉药袋。

❸每天熨1~2次，至小便通畅为止。

【参考文献】谭支绍《中医药物贴脐疗法》。

【小 贴 士】

（1）腹部皮肤有炎症、破损、溃烂者均不适合进行脐疗。

（2）注意防止烫伤。

灸法

【药物组成】食盐30g，艾绒适量。

【制作方法】将艾绒捏成黄豆大艾炷21壮。

【临床技法】

❶嘱孕妇仰卧，将食盐填入病人脐中。

❷再取艾绒置于食盐上点燃灸之。

❸连灸21壮。

❹若仍小便不通，再灸至小便通利为度。

【参考文献】蒋希林，王振涛.中华脐疗大全.北京：中国中医药出版社，1998：439.

【小 贴 士】

注意防止烫伤烧伤。

第十节　妊娠痫症

　　妊娠痫症又称"子痫"。妊娠晚期、或临产或新产后出现眩晕头痛，突然昏不识人，双目上视，牙关紧闭，四肢抽搐，腰背反张，少顷可醒，醒后复发，甚至昏迷不醒。概因肝风内动或痰火上扰，蒙蔽清窍所致。

中药外敷法

方1

　　【药物组成】芫花（醋浸1日），明雄黄3g，胆南星5g，明矾3g，白胡椒3g，生姜汁1小杯。

　　【制作方法】将上药混合碾研成细末，瓶贮密封备用。

　　【临床技法】

　　❶ 取药末15~30g，加入生姜汁调和如泥，将药丸捏成如桂圆大小。

　　❷ 将药丸纳入病人脐孔中，以手按紧。

　　❸ 外以纱布覆盖，胶布固定。

　　❹ 每天换药1次，连用至控制发作为止。

　　【参考文献】蒋希林，王振涛.中华脐疗大全.北京：中国中医药出版社，1998：417.

　　【小 贴 士】

　　（1）腹部皮肤有炎症、破损、溃烂者均不适合进行脐疗。

　　（2）注意有无药物过敏史，避免在用药时引起过敏。

　　（3）治疗期间，禁食寒凉食物。

方2

　　【药物组成】丹参、硼砂各1g，苯妥英钠0.25g。

　　【制作方法】将上药共碾研成细末，备用。

【临床技法】

❶ 取药末分成10等份，每次用1份填入病人脐孔中，外以胶布贴牢固定。

❷ 每天换药1次，连续用至控制发作。

【参考文献】蒋希林，王振涛.中华脐疗大全.北京：中国中医药出版社，1998：427.

【小 贴 士】

（1）腹部皮肤有炎症、破损、溃烂者均不适合进行脐疗。

（2）注意有无药物过敏史，避免在用药时引起过敏。

（3）治疗期间，禁食寒凉食物。

方3

【药物组成】醋浸芫花25g，明雄黄3g，胆南星4g，白胡椒3g。

【制作方法】将上药共研细末，瓶贮备用。

【临床技法】

❶ 取药末适量纳入脐中，使之与脐相平。

❷ 外用胶布固定。

【参考文献】刘冠军《中医灸法集要》。

【小 贴 士】

（1）腹部皮肤有炎症、破损、溃烂者均不适合进行脐疗。

（2）注意有无药物过敏史，避免在用药时引起过敏。

（3）治疗期间，禁食寒凉食物。

灸法

【药物组成】制马钱子、僵蚕、胆南星、明矾各等量，鲜艾叶、生姜各适量。

【制作方法】将制马钱子研为细末，与诸药共研极细末，过筛，然后以鲜艾叶、生姜和诸药末混合捣绒如膏备用。

【临床技法】

❶ 取药膏如红枣大小2块，分别贴于病人脐中、会阴穴上。

❷药上放预制的艾绒炷，点燃灸之。

❸按病人年龄，1岁灸1壮，每天1次。

【参考文献】蒋希林，王振涛.中华脐疗大全.北京：中国中医药出版社，1998：42.

【小 贴 士】

（1）注意有无药物过敏史，避免在用药时引起过敏。

（2）注意防止烫伤烧伤。

第十一节 子宫脱垂

子宫从正常位置沿阴道下降，宫颈外口达坐骨棘水平以下，甚至子宫全部脱出于阴道口以外，称为子宫脱垂，子宫脱垂常合并有阴道前壁和后壁膨出。

中药外敷法

方1

【药物组成】蓖麻子10g。

【制作方法】将蓖麻子用醋炒研细，以等量热饭捣和成饼状。

【临床技法】

❶将脐部用温水洗净。

❷将药饼敷于脐部，外以胶布固定。

❸每日敷1次，以子宫复位，疗效巩固为度。

【参考文献】蒋希林，王振涛.中华脐疗大全.北京：中国中医药出版社，1998：473.

【小 贴 士】

（1）腹部皮肤有炎症、破损、溃烂者均不适合进行脐疗。

（2）感觉脐部瘙痒或疼痛，请及时将胶布及药物取下。

方2

【药物组成】何首乌30g，雄鸡1只。

【制作方法】

❶ 将鸡宰后去毛及肠杂，以白布裹何首乌末，放于鸡腹内，放于锅内蒸至鸡肉离骨。

❷ 取出何首乌末，加盐、油、姜、酒调味食用。

❸ 将鸡骨和何首乌末捣至鸡骨不刺肉为度。

【临床技法】

❶ 将鸡骨和何首乌捣成的膏敷于脐上，用布带包裹。

❷ 敷至臀部有肌肉牵引感，子宫自能收缩。

【参考文献】张建德，雒志强《俞穴敷药疗法》。

【小 贴 士】

（1）腹部皮肤有炎症、破损、溃烂者均不适合进行脐疗。

（2）治疗期间，禁食寒凉食物。

方3

【药物组成】杜仲30g，枳壳30g，蓖麻子30g。

【制作方法】将上药共研为细末，密封备用。

【临床技法】

❶ 取适量上述药物以醋调和。

❷ 取适量药糊敷于脐部。

❸ 每日敷药1次，连用5天。

【参考文献】蒋希林，王振涛.中华脐疗大全.北京：中国中医药出版社，1998：475.

【小 贴 士】

本方适用于肾虚失固、胞宫失系所致的子宫脱垂。

方4

【药物组成】升麻10g，枳壳15g，黄芪10g，柴胡10g，党参10g，麝香0.3g。

【制作方法】上药除麝香外共研细末，以醋调和为膏状。

【临床技法】

❶ 嘱病人平卧于床上，取麝香0.15g，纳入病人脐孔穴中央。

❷ 将药膏敷在脐窝上，外以纱布覆盖，胶布固定。

❸ 3日换药1次，10次为1个疗程。

【参考文献】谭支绍《中医药物贴脐疗法》。

【小　贴　士】

本方适用于子宫脱垂，伴腰痛腿软，或尿频、失禁等，舌淡苔白，脉细弱。

方5

【药物组成】升麻、枳壳各等量，小茴香、丁香、黄酒适量。

【制作方法】将诸药共研为细末，以黄酒调和如膏备用。

【临床技法】

❶ 取药膏如蚕豆大小2块，一块贴于病人脐中，另一块贴于子宫穴上。

❷ 外覆盖以纱布，以胶布固定。

❸ 每2天换药1次，至病愈方可停药。

【参考文献】蒋希林，王振涛.中华脐疗大全.北京：中国中医药出版社，1998：476.

【小　贴　士】

（1）腹部皮肤有炎症、破损、溃烂者均不适合进行脐疗。

（2）感觉脐部瘙痒或疼痛，请及时将胶布及药物取下。

（3）治疗期间，禁食寒凉食物。

方6

【药物组成】杜仲、枳壳、蓖麻子各30g。

【制作方法】将各药分别打碎研粉，然后混匀。

【临床技法】

❶ 取药粉5g，以醋调成膏状涂脐。

❷ 外盖纱布，周边以胶布条固定。

❸ 每日用药1次，连用15天。

【参考文献】魏振装《家庭脐疗》。

【小 贴 士】

（1）腹部皮肤有炎症、破损、溃烂者均不适合进行脐疗。

（2）感觉脐部瘙痒或疼痛，请及时将胶布及药物取下。

方7

【药物组成】升麻、枳壳各10g，小茴香4g，丁香3g，黄酒适量。

【制作方法】将4味药共研细末，密封备用。

【临床技法】

❶ 取上药适量用黄酒调和，团成如蚕豆大小的丸。

❷ 取一粒药丸纳脐中，外用胶布固定。

❸ 2天换药1次，至病愈停药。

【参考文献】蒋希林，王振涛.中华脐疗大全.北京：中国中医药出版社，1998：482.

【小 贴 士】

（1）腹部皮肤有炎症、破损、溃烂者均不适合进行脐疗。

（2）感觉脐部瘙痒或疼痛，请及时将胶布及药物取下。

（3）治疗期间，禁食寒凉食物。

方8

【药物组成】蓖麻子30g，麝香0.1g。

【制作方法】将两种药物共捣烂。

【临床技法】

❶ 将脐窝用温水洗净。

❷ 将药物敷于神阙穴。

❸ 收上后即可去药。

【参考文献】蒋希林，王振涛.中华脐疗大全.北京：中国中医药出版社，1998：473.

【小 贴 士】

此方不需敷药时间过久，待收上后即可去药。

方9

【药物组成】五倍子10g。

【制作方法】将药物焙干研细，掺黑膏药中。

【临床技法】

❶ 将脐部洗净。

❷ 将掺好五倍子粉的黑膏药敷于脐部。

【参考文献】詹永康，曹欣荣《中医外治法》。

【小 贴 士】

（1）腹部皮肤有炎症、破损、溃烂者均不适合进行脐疗。

（2）感觉脐部瘙痒或疼痛，请及时将药物取下。

方10

【药物组成】蓖麻子30g，胡椒3g。

【制作方法】将两种药共研为细末，以米醋浸湿，炒热，布包。

【临床技法】

❶ 用温水将脐孔洗净。

❷ 用做好的布包熨脐部。

❸ 连敷1周后除去。

【参考文献】韩文领，韩文震《脐疗》。

【小 贴 士】

（1）腹部皮肤有炎症、破损、溃烂者均不适合进行脐疗。

（2）注意防止烫伤。

灸法

方1

【药物组成】枳壳15g，升麻15g，五倍子10g，小茴香10g，青盐6g，麝香0.3g。

【制作方法】上述药除麝香外，其余诸药混合研为细末，过筛备用。

【临床技法】

❶ 先取麝香0.15g纳入病人脐窝内。

❷ 继取药末撒于麝香面上，盖上槐皮。

❸ 再用荞麦面粉加温水调成糊，将药糊圈脐一周。

❹ 把预先制备的艾绒炷放在槐皮上，点燃灸之。

❺ 每天1次，坚持常灸，至病愈才可停用。

【参考文献】蒋希林，王振涛.中华脐疗大全.北京：中国中医药出版社，1998：480.

【小 贴 士】

注意防止烫伤烧伤。

方2

【药物组成】艾叶。

【制作方法】将艾叶粉碎，卷成艾炷。

【临床技法】用艾炷灸脐300壮。

【参考文献】唐·孙思邈《备急千金要方》。

【小　贴　士】

（1）也可配合雀啄灸使用。

（2）注意防止烫伤烧伤。

兜肚法

【药物组成】蛇床子20g，乌梅40g，枳壳20g，艾叶30g。

【制作方法】诸药共捣碎，装入一兜肚带中。

【临床技法】取兜肚长期固定在肚腹上，10~15天换药1次。

【参考文献】王端义，贾怀玉，纪化美《中医敷脐疗法》。

【小　贴　士】

本方适用于肾虚型子宫脱垂。

第十二节　乳腺增生

乳腺增生是指乳腺上皮和纤维组织增生，乳腺组织导管和乳小叶在结构上的退行性病变及进行性结缔组织的生长，其发病原因主要是由于内分泌激素失调。据调查有70%～80%的女性都有不同程度的乳腺增生，多见于25～45岁的女性。

中药外敷法

方1

【药物组成】夏枯草、柴胡、白芷、南星、穿山甲、皂角刺各1g，竹沥水适量。

【制作方法】将前6味药研为细末，密封备用。

【临床技法】

❶ 用竹沥水和适量药末调和成糊状。

❷ 将药糊敷于脐部，以胶布固定。

❸ 2~3日换药1次。

【参考文献】阎国杰，赵东升，王利平《家用药物贴脐治病小窍门》。

【小 贴 士】

本方适用于肝郁痰凝型乳腺增生病。

方2

【药物组成】仙茅、淫羊藿、鹿角霜、巴戟天、青皮、全蝎、炒五灵脂各3g，活地龙适量。

【制作方法】前7味药研为细末，地龙捣烂与药面混匀。

【临床技法】

❶ 将药面敷于脐部，胶布固定。

❷ 每日1次。

❸ 敷药后用热水袋热敷15~30分钟。

【参考文献】蒋希林，王振涛.中华脐疗大全.北京：中国中医药出版社，1998：491.

【小 贴 士】

本方适用于冲任不调型乳腺增生病。

磁疗法

【药物组成】古神脐疗磁贴。

【临床技法】

❶ 将古神脐疗磁贴从专用塑料袋中取出。

❷ 取一片贴于神阙穴，取另一片放置乳腺增生处。

❸ 每天1次，18~24小时更换，10天为1个疗程，一般应坚持2~3个疗程，月

经周期照常使用。

【参考文献】吴耀持.古神脐疗磁贴治疗乳腺增生40例.上海针灸杂志，1996，15（2）：44.

【小 贴 士】

古神脐疗磁贴用于乳腺增生病的治疗，是因其中的加强磁片及其独特的中药配伍，其机制是磁场作用于药物，使药离子活性提高，从而渗透入肌肤的药也相应增多，这样就加强了药离子与组织细胞的物质交换，使病变组织得以修复；另一方面，由于磁场的作用，使血液产生新的电荷，由此来调节机体自律神经，改善血液循环，促进新陈代谢，同样也使病变组织得到恢复。

第十三节 黄褐斑

黄褐斑也称肝斑，为面部的黄褐色色素沉着。表现为黄褐或深褐色斑片，常对称分布于颧颊部，也可累及眼周、前额、上唇和鼻部，边缘一般较明显。色斑深浅与季节、日晒、内分泌等有关。精神紧张、熬夜、劳累可加重皮损。

中药外敷法

【药物组成】僵蚕，红花，川芎，苏木，生地黄，熟地黄，桂枝，黄芪，冰片适量。

【制作方法】将上述药研成粉末状，密封备用。

【临床技法】

❶ 取上药适量，用白蜜调成稠膏并捏成直径约3cm大小饼状。

❷ 以乙醇消毒肚脐。

❸ 待乙醇干燥后将准备好的药饼置于神阙穴内，外用纱布覆盖，再用胶布固定。

❹ 每天换药1次，连续治疗3天休息1天。

【参考文献】秦幼平，周光英，王少敏，等.神阙穴贴敷治疗黄褐斑的临床研究.针刺研究，1998，（2）：109-112.

【小 贴 士】

（1）腹部皮肤有炎症、破损、溃烂者均不适合进行脐疗。

（2）感觉脐部瘙痒或疼痛，请及时将胶布及药物取下。

灸法

【药物组成】祛斑粉（黄芪，当归，川芎，赤芍，羌活，白附子），肉桂，大黄，冰片。

【制作方法】将祛斑粉（黄芪，当归，川芎，赤芍，羌活，白附子）研成粉末状密封备用，另将肉桂、大黄、冰片分别研细末，装瓶备用。

【临床技法】

❶ 属气滞血瘀型者取祛斑粉5~10g加冰片1g用温开水调成糊状，做成药饼填于脐中，上置蚕豆大小艾炷点燃，燃至病人局部感发烫时除去，此为1壮，每次灸3壮。

❷ 属胃肠积热型或大便秘结者，在祛斑粉中加大黄粉2g，加适量水调成药饼置于脐中，施灸方法同上。

❸ 属脾肾两虚者在祛斑粉中加肉桂粉2g，余操作方法同前。

❹ 灸毕即用塑料薄膜覆盖药饼，以胶布固定。

❺ 24小时后将药饼取下，并用温水洗净脐孔。局部发痒者可提前取下药饼。

❻ 每周治疗1~2次，每10次为1个疗程。

【参考文献】林红.神阙穴隔药饼灸治疗黄褐斑50例疗效观察.中国针灸，1995，（5）：37-38.

【小 贴 士】

施灸前可先作循经按摩，疏通经络。病人取俯卧位，首先沿督脉和两侧膀胱经从颈部至骶部用掌根各行旋转揉法3～5遍，用拇指在大椎穴两旁同时行揉按、点压手法2遍，对背脊部明显痛点采用一指禅手法，或用滚法、掌摩法治疗2～5分钟，再以掌根旋转法从颈至腰骶部按摩督脉、膀胱经2遍，最后双手击拍督脉、膀胱经3遍，起止部位同前。此时令病人仰卧位，医者双手交替循病人任脉从胸至小腹部摩2分钟，再循胃经胸腹部经穴线摩2分钟。胁痛者可用掌根擦乳头直下的胁肋部（包括乳根、期门、日月穴）1～2分钟。点按双三阴交、足三里等穴，每穴点按1分钟。

第六章

男科病证

第一节 阳痿

阳痿又称勃起功能障碍，是指在有性欲要求时，阴茎不能勃起或勃起不坚，或者虽然有勃起且有一定程度的硬度，但不能保持性交的足够时间，因而妨碍性交或不能完成性交。根据阴茎勃起障碍的程度，将阳痿分为完全性阳痿和不完全性阳痿两类。阴茎完全不能勃起者称为完全性阳痿，阴茎虽能勃起但不具有性交需要的足够硬度者称为不完全性阳痿。年轻人由于与性伙伴情感交流不充分或性行为习惯不统一，出现焦虑和急躁并伴有阳痿，可以通过学习相关知识，加强情感交流得到解决；偶有发生阳痿，在下一次性生活时完全正常，可能是一时紧张或劳累所致，不属于病态；阳痿虽然频繁发生，但于清晨或自慰时阴茎可以勃起并可维持一段时间，多是由心理因素引起，要注意调节自己紧张焦虑情绪，有助于改善阴茎勃起功能；阳痿持续存在并不断进展，多为器质性病变所引起，需要及时治疗。

中药外敷法

方1 壮阳灵

【药物组成】附子10g，肉桂6g，肉苁蓉20g，淫羊藿15g，巴戟天15g，阳起石10g，制马钱子8g，菟丝子15g，赤芍15g，蜈蚣5条，水蛭10g，麝香2g，冰片6g。

【制作方法】上药按比例研成细末后用生姜汁或醋调成糊状，做成直径2cm左右的圆形药饼。

【临床技法】

❶ 以75%乙醇消毒肚脐。

❷ 待乙醇干燥后将准备好的药饼贴于脐中，盖塑料薄膜，再用胶布固定。

❸ 三天以后，揭下药膏，隔日继续。

【参考文献】韩建涛，袁峰.壮阳灵敷脐治疗阳痿60例.中医外治杂志，2001，10（1）：4.

【小 贴 士】

（1）治疗过程中配合心理治疗和性行为治疗。

（2）皮肤对药膏过敏者不宜用。

（3）治疗期间，禁食生冷、油腻食物。

（4）本法对年轻病人效果较为显著。

方2

【药物组成】吴茱萸、细辛、桂枝，其量比是5∶1∶2。

【制作方法】共研细末，调匀，装入瓶中密封备用，用时加食盐适量，并与药拌匀。

【临床技法】

❶ 先将医用纱布一块约1.5cm×2cm大小，单层放在脐孔处。

❷ 取药末2g左右，置细纱布上，然后用纱布覆盖，最后用胶布固定。

❸ 于每晚入睡前用手指按摩5~10分钟，2~3天换1次。

❹ 一般15天为1个疗程，休息3~5天，2~3个疗程即可收显效，4~5个疗程即可达到治疗目的。

【参考文献】王付.吴茱萸敷脐愈阳痿疗痛经.中医外治杂志，1995，（1）：41.

【小 贴 士】

男子阳痿无论是寒还是热，均宜用此法，若属热者，当酌加黄柏以佐之。

方3

【药物组成】

❶ 红参、淫羊藿、鹿衔草、菟丝子、柏子仁、远志、肉桂、鹿角霜、花椒等各等份。

❷ 狗鞭、枸杞子用70%乙醇约500ml浸泡80天，密封备用（简称狗杞液）。

【制作方法】共研细末，调匀，装入瓶中密封备用，用时加食盐适量，并与药拌匀。用80目筛选后，以狗杞液调匀药物如泥。

【临床技法】

❶ 将脐部洗净擦干，用药泥填满脐部，上盖麝香壮骨膏固定。

❷ 2天后去掉药泥，休息1天后进行第二次贴敷，7次为1个疗程。

【参考文献】卢先树. 中药敷脐治疗老年阳痿21例. 实用中医药杂志，1996，（2）：30-31.

【小 贴 士】

按时去掉药泥，以免局部充血、水肿，或膏药引起皮炎。

方4　慎言壮元脐贴

【药物组成】淫羊藿、蛇床子、阳起石、生硫黄、五倍子、麝香等。

【临床技法】

❶ 以75%乙醇消毒肚脐。

❷ 将"脐贴"的药芯对准脐后贴上固定。

❸ 2天换贴1次，15次为1个疗程。

【参考文献】李积敏. 慎言壮元脐贴治疗阳痿136例总结. 贵阳中医学院学报，1994，10（1）：24.

【小 贴 士】

（1）适于肾元不足、命门火衰型阳痿。

（2）治疗期间应注意忌房室，调情绪，必要时还可配合气功、按摩等。

方5 回春贴膏

【药物组成】蟾酥、一叶秋碱、蝎毒、鹿茸、肉苁蓉等。

【临床技法】

❶以75%乙醇消毒肚脐。

❷待乙醇干燥后，将回春贴膏贴敷。

❸每日换药1次，7次为1个疗程，休息5天再行第二疗程。

【参考文献】蔡德猷，孙家祥.回春贴膏治疗男性性功能障碍.中成药，1995，（5）：23.

【小 贴 士】

敷药前详细询问病人是否有过敏史。

方6 振阳散

【药物组成】生硫黄、白蒺藜、细辛、吴茱萸、穿山甲、冰片适量。

【制作方法】将上述药物研末，备用。

【临床技法】

❶以75%乙醇消毒肚脐。

❷待乙醇干燥后，取药末3g，津液调膏，外敷脐中，胶布固定。

❸2日一换，15次乃愈。

【参考文献】丁建，陈秀玲.中药外用治疗勃起功能障碍概述.山东中医杂志，2007，26（10）：723-725.

【小 贴 士】

命门火衰加阳起石，内有郁火加栀子。

方7

【药物组成】小茴香、炮姜适量，食盐少许，人乳汁（蜂蜜、鸡血可代之）。

【制作方法】将小茴香、炮姜研末，备用。

【临床技法】

❶ 以75%乙醇消毒肚脐。

❷ 待乙醇干燥后，将药末加入食盐，用人乳汁（蜂蜜、鸡血可代之）调和，敷于脐中，胶布固定。

❸ 每周换药1次。

【参考文献】丁建，陈秀玲.中药外用治疗勃起功能障碍概述.山东中医杂志，2007，26（10）：723-725.

【小 贴 士】

敷贴药后观察皮肤感觉，更换药物时严密观察脐部皮肤情况，脐部皮肤若出现烧灼感、疼痛难忍，立即将药膏取下，暂停敷脐。

方8

【药物组成】五倍子6g，炙黄芪6g，硫黄3g。

【制作方法】将上述药物研末，放入大附子中，再放入250ml白酒中，微火煮至酒干，取附子捣烂成膏备用。

【临床技法】

❶ 以75%乙醇消毒肚脐。

❶ 待乙醇干燥后，将药膏敷于脐眼上，包扎固定，10天换药1次。

【参考文献】丁建，陈秀玲.中药外用治疗勃起功能障碍概述.山东中医杂志，2007，26（10）：723-725.

【小 贴 士】

配制药物时按比例严格配制，且现配现用，以免气候炎热使药物变质失效。

方9 兴阳膏

【药物组成】石菖蒲 40g，川芎 40g，肉桂 40g，巴戟天 40g，麻黄 30g，白芷 30g，细辛 20g，冰片 25g，凡士林 500g。

【制作方法】将前7味药研末，过80目筛，冰片研末过80目筛后，共同混入500g凡士林中，充分搅拌均匀，装瓶封闭备用。

【临床技法】

❶ 以75%乙醇消毒肚脐和中极。

❷ 待乙醇干燥后，取兴阳膏如杏核大小分别贴敷在两穴位上，再取塑料薄膜，剪成直径约6cm大小的圆片盖在药膏上，并按压使之紧贴皮肤，再在塑料薄膜上加盖一块纱布敷料，胶布固定，再取俯卧位，在双侧肾俞上，如上法敷药。

❸ 早、晚各换药1次。

【参考文献】黄学文.兴阳膏穴敷治疗阳痿42例观察.中医外治杂志，1998，7（5）：37.

【小　贴　士】

对于出现疗效者，可适当延长贴敷时间，以巩固和增强效果。

方10　壮肾回春膏

【药物组成】巴戟天、淫羊藿、川芎、蛇床子、马钱子等十余味中药，硬脂酸、单硬脂酸甘油酯、凡士林、羊毛脂、液体石蜡、尼泊金乙酯、丙二醇、三乙醇胺、蒸馏水、月桂氮卓酮。

【制作方法】将各药分类进行有效成分的提取，并加以浓缩，按比例与基质、皮肤助渗剂等混合而成。

【临床技法】

❶ 以75%乙醇消毒肚脐。

❷ 待乙醇干燥后，取2ml药膏置于脐中，再贴麝香止痛膏1张。

❸ 每隔2日换药1次，10次为1个疗程。

【参考文献】韩丽，赵小英.壮肾回春膏神阙穴贴敷治疗阳萎临床观察.甘肃中医学院学报，1996，（4）：23.

【小　贴　士】

敷药前详细询问病人是否有过敏史。

隔药灸脐法

方 玉茎回春散

【药物组成】淫羊藿、巴戟天、花椒、蜂房、韭子、蜈蚣、麝香、生姜、艾炷、面粉适量。

【制作方法】将上述药物研末，备用。

【临床技法】

❶ 用温开水调药粉成面条绕脐一周，以75%乙醇消毒肚脐。

❷ 待乙醇干燥后，填满食盐，艾炷灸7壮，去食盐，再取麝香末0.1g纳入病人脐中，上铺生姜片，再艾灸14壮。

❸ 隔3天1次，7天为1个疗程。

【参考文献】庞保珍，赵焕云.玉茎回春散填脐灸法治疗阳痿111例.新中医，1992，（11）:40-41.

【小 贴 士】

调制药物时要掌握干湿度，以药糊不溢出为宜，太稀易致药物流失，减少药量，污染衣物。

第二节 慢性非特异性前列腺炎

前列腺疾病可全无症状，也可以症状明显，迁延不愈，甚至可以引起持续或反复发作的泌尿生殖系感染。临床症状：一为下尿路刺激症状，二为炎性反应或反射性疼痛症状。有的表现为尿道灼热感、尿频、尿急、排尿困难、夜尿多、尿滴沥不尽；有的病人大小便前后经尿道滴出稀薄、清亮或乳白色的液体，即前列腺液；有的可能会出现会阴和阴囊等部位坠胀感、酸痛，严重者甚至导致不育。非特异性前列腺炎是前列腺炎中的一种，是由革兰阳性杆菌和阳性球菌引起的，它又可以分为：非特异性细菌性前列腺炎和非特异性肉芽肿性前列腺炎。

中药外敷法

方1

【药物组成】王不留行30g，三棱30g，莪术30g，炒穿山甲15g，川牛膝15g，川芎15g，车前子15g，石菖蒲20g。

【制作方法】上药按比例研成细末后，用生姜汁或醋调成糊状。

【临床技法】

❶ 以75%乙醇消毒肚脐。

❷ 待乙醇干燥后将准备好的药膏贴于脐中，外盖纱布，胶布固定。

❸ 3天换药1次，10次为1个疗程，持续3个疗程。

【参考文献】庞保珍，赵焕云.下焦逐瘀丹贴脐治疗慢性非特异性前列腺炎66例.中医外治杂志，2006，15（6）：28.

【小　贴　士】

皮肤对药膏过敏者不宜用。

方2

【药物组成】野菊花、金银花、吴茱萸、肉桂、僵蚕、玄参、大黄、槐花等30余种药物。

【制作方法】上药用粉碎机研为细末，以凡士林、醋为基质制成膏状。

【临床技法】

❶ 以75%乙醇消毒肚脐。

❷ 将本药膏加温敷于脐部。

❸ 每周2次，15次为1个疗程（2个月）。

【参考文献】赵克英，赵健，张东焱.敷脐法治疗慢性前列腺炎106例临床观察.河北中医，1996，18（2）：43-44.

【小　贴　士】

治疗期间注意避风寒，畅情志，注意休息。

方3　前列散

【药物组成】黄芪5份，附子4份，川芎3份，大黄、黄柏各2份，马钱子、冰片各1份组成。

【制作方法】按比例配制，焙干研末，密闭备用。

【临床技法】

① 以75%乙醇消毒肚脐。

② 取前列散10g，用75%乙醇调匀，填入脐孔。

③ 外用麝香止痛膏固定，24小时后取下。

④ 隔日治疗1次，10次为1个疗程，每个疗程间隔7天，共治3个疗程。

【参考文献】高翔，刘伟，金贤为.中药脐敷治疗慢性前列腺炎81例观察.新中医，1999，（3）：15-17.

【小　贴　士】

治疗期间戒酒禁欲，饮食清淡，多饮茶水。

方4　丁桂散

【药物组成】丁香，肉桂。

【制作方法】按3∶10的比例制成粉末，过120目筛，混匀装袋密封，每袋1g。

【临床技法】

① 取1袋药粉倒入药杯，用2ml注射器抽取1ml食用醋，注入药杯，将药粉调和成团。

② 用温水清洗脐窝，用消毒棉球擦干。

③ 把药团涂于脐窝，外盖一次性医用敷料固定，每日换药1次。

【参考文献】孙松，周洪，李海松，等.丁桂散敷脐治疗气滞血瘀型Ⅲ型前列腺炎58例疗效观察.中国性科学，2014，（12）：50-52.

【小　贴　士】

适于气滞血瘀型前列腺炎。

方5

【药物组成】麝香150mg，白胡椒7枚。

【制作方法】白胡椒研成细粉，瓶装密封备用。

【临床技法】

❶ 以75%乙醇消毒肚脐。

❷ 待乙醇干燥后，先将麝香粉倒入，再放入胡椒粉，上盖一张圆白纸（以盖住肚脐为度），外用胶布固定。

❸ 每隔7~10天换药1次，10次为1个疗程，每个疗程间休息5~7天，连用6个疗程。

【参考文献】汪由浩.贴脐散治疗慢性前列腺炎.江西中医药，1984，（2）：26.

【小 贴 士】

用药前先将病人肚脐部用温水洗擦干净。

神阙埋线

【药物组成】普鲁卡因，肠线，注射器。

【临床技法】

❶ 神阙穴常规消毒、铺单、普鲁卡因局麻后，用3个"O"的医用外科肠线双线穿三角针。距穴缘0.5cm处进针，经皮下浅筋膜从对侧相应部位出针，提出两端线头紧挨针眼处剪断，肠线缩入针眼里，针眼处略加压止血后盖无菌敷料，1~2天即可。

❷ 每穴内埋4根3~4cm长的肠线，每月埋线1次，共3次。

【参考文献】罗建华，张西芝.神阙穴埋线治疗慢性前列腺炎早泄38例.实用中医内科杂志，1998，12（4）：F003.

【小 贴 士】

适用于慢性无菌性前列腺炎及早泄。

针刺+中药外敷法

【药物组成】王不留行籽、当归、金钱草、青黛、艾叶、煅龙骨、煅牡蛎。

【制作方法】将上药研末过100目筛，用5g粉末以酒、醋各半加二甲基亚砜2ml调成糊状，备用。

【临床技法】

❶针刺方法：局部皮肤常规消毒，中极穴用28号2寸毫针直刺1~1.5寸，当病人有酸胀感向下腹部放射时，强刺激3~4次后出针；膀胱穴用28号2寸毫针直刺1.5寸左右，病人有酸、麻、胀感向会阴部放射后，留针20分钟，每5分钟提插捻转行针1次；会阳穴用28号3寸毫针直刺2~2.5寸，有酸胀感向会阴部放射时留针20分钟，每5分钟行针1次，每日1次。

❷脐疗方法：以75%乙醇消毒肚脐；待乙醇干燥后，用干纱布包裹药物敷于脐眼上，胶布固定，夜用昼取，每日1次。

❸白天针刺，夜用脐疗，每日各1次，交替进行。

【参考文献】杨瑞丰.针刺腧穴加脐疗治疗慢性前列腺炎50例.衡阳医学院学报，1998，（2）：233.

【小 贴 士】

治疗期间禁骑自行车及摩托车。

第三节　前列腺增生

前列腺增生是中老年男性常见疾病之一，前列腺增生的发病率随年龄递增，但有增生病变时不一定有临床症状。前列腺增生的早期由于代偿，症状不典型，随着下尿路梗阻加重，症状逐渐明显，临床症状包括储尿期症状（尿频、夜尿增多、尿急、尿失禁），排尿期症状（排尿困难）以及排尿后症状（尿不尽、残余尿增多）。由于病程进展缓慢，难以确定起病时间。

中药外敷法

方1

【药物组成】独头蒜1个，栀子3枚，食盐少许。

【制作方法】上药共捣烂，摊于纸或纱布上。

【临床技法】

❶以75%乙醇消毒肚脐。

❷待乙醇干燥后，将药物敷于脐部。

❸每日或隔日1次。

【参考文献】方药中《实用中医内科学》。

【小 贴 士】

敷贴药后观察皮肤感觉，更换药物时严密观察脐部皮肤情况，脐部皮肤若出现烧灼感、疼痛难忍，立即将药取下，暂停敷脐。

方2

【药物组成】田螺1个，麝香 0.15g。

【制作方法】将药共捣烂如泥。

【临床技法】

❶以75%乙醇消毒肚脐。

❷待乙醇干燥后，将药物敷脐部，用纱布覆盖固定。

【参考文献】蒋希林，王振涛《中华脐疗大全》。

【小 贴 士】

敷脐后要固定妥当，防止滑脱移位。

方3

【药物组成】葱白（约3寸长）1根，白胡椒7粒。

【制作方法】将药共捣烂如泥。

【临床技法】

❶ 以75%乙醇消毒肚脐。

❷ 待乙醇干燥后，将药物敷脐部，盖以塑料膜，胶布固定，一般敷药3~4小时见效。

【参考文献】蒋希林，王振涛《中华脐疗大全》。

【小 贴 士】

除掉膏贴后用软湿棉布轻抹，保持局部干燥、清洁。

方4

【药物组成】寒水石 60g，滑石 20g，血余炭 20g，车前子 20g，木通 20g，葱白适量。

【制作方法】将前5味药混合碾成细末，贮瓶备用，用时将药末加葱白共捣烂如膏状。

【临床技法】

❶ 以75%乙醇消毒肚脐。

❷ 待乙醇干燥后，将药物敷脐部，盖以纱布，胶布固定。

【参考文献】梁雨群《中药敷脐妙法》。

【小 贴 士】

敷药前详细询问病人是否有过敏史。

方5

【药物组成】大葱3根，车前草3根。

【制作方法】将药共捣烂如泥。

【临床技法】

❶ 以75%乙醇消毒肚脐。

❶ 待乙醇干燥后，取药适量敷于脐部，盖以纱布，胶布固定。

【参考文献】梁雨群《中药敷脐妙法》。

【小 贴 士】

除掉膏贴后用软湿棉布轻抹，保持局部干燥、清洁。

方6

【药物组成】葱白、大蒜、生姜各适量。

【制作方法】将上药混合共捣烂如膏状。

【临床技法】

❶以75%乙醇消毒肚脐。

❶待乙醇干燥后，取药适量敷于病人脐部，盖以纱布，胶布固定。

❶每天换药1次。

【参考文献】梁雨群《中药敷脐妙法》。

【小　贴　士】

敷药后配合热水袋熨之，效果更佳。

方7

【药物组成】大蒜头3瓣，栀子3枚，芒硝3g。

【制作方法】先将栀子研成细末，加入大蒜共捣烂如泥状，再加入芒硝共捣至极匀，备用。

【临床技法】

❶以75%乙醇消毒肚脐。

❷待乙醇干燥后，将上药敷于病人脐孔中，外加胶布固定。

❸每天换药1次，小便通利即可停药。

【参考文献】谭支绍《中医药物贴脐疗法》。

【小　贴　士】

除掉膏贴后用软湿棉布轻抹，保持局部干燥、清洁。

方8

【药物组成】白胡椒1.5g，北细辛1.0g。

【制作方法】将上药研成细末，备用。

【临床技法】

❶以75%乙醇消毒肚脐。

❷待乙醇干燥后，取药物敷于脐部，外用麝香风湿膏剪成4cm×4cm覆盖粘贴。

❸3日换药1次，10次为1个疗程，停药休息2天继续第二个疗程。

【参考文献】黄慧恒.敷脐疗法治疗老年性前列腺肥大31例.福建中医药，1995，（5）：23.

【小 贴 士】

（1）注意保暖，预防外感，起居作息有规律，调畅心情，忌食辛辣刺激及生冷饮食，多喝温水及自我摩腹。

（2）每日配合早晚缩肛运动。

方9

【药物组成】金匮肾气丸，生姜，艾炷。

【临床技法】

❶以75%乙醇消毒肚脐。

❷待乙醇干燥后，取1/2金匮肾气丸敷于神阙，上盖生姜1片，黄豆大小的艾炷放在姜片上灸6壮。

❸灸毕取去姜片，纱布外包药饼，胶布固定即可。

❹睡前用艾条灸药饼10~15分钟；每3天换药1次，6次为1个疗程。

【参考文献】吴乃桐.神阙穴敷贴治疗前列腺肥大36例.上海针灸杂志，1994，（3）：117.

【小 贴 士】

若有局部过敏者对症处理或暂停用药。

方10

【药物组成】王不留行2份，乳香0.6份，蒲公英1.5份，大黄1份，吴茱萸1份，牛膝1份，肉桂1份，石菖蒲1份，土茯苓1.5份，冰片0.5份。

【制作方法】将上述药物碾成粉末，并采用100目筛进行筛选。

【临床技法】

❶取少许药物采用姜汁调成膏，填在病人脐中。

❷每2天更换一次药物，连续使用15天。

【参考文献】周辉林. 益肾活血法配合敷脐治疗前列腺增生症40例. 中国中医药现代远程教育，2015，13（2）：50–52.

【小　贴　士】

在中药益肾活血法治疗基础上联合使用。

方11　下尿涌泉丹

【药物组成】蒲公英30g，瞿麦30g，龙胆草30g，车前子30g，王不留行20g，炒穿山甲20g，升麻6g，菟丝子30g，麝香1g，白胡椒10g。

【制作方法】上药共研细末，瓶装备用。

【临床技法】

❶临用时取药末10g以温水调和成团。

❷涂以神阙穴，外盖纱布用胶布固定。

❸3天换药1次，10次为1个疗程，3个疗程后统计疗效。

【参考文献】庞保珍，赵焕云. 下尿涌泉丹贴脐治疗良性前列腺增生症96例. 中医外治杂志，2006，15（3）：59.

【小　贴　士】

下尿涌泉丹对下焦湿热与下焦湿热伴有瘀血阻滞型良性前列腺增生确有较好疗效，且未见毒副作用。

方12　前列散

【药物组成】麝香、细辛、皂角、栀子等。

【制作方法】上药共研细末，瓶装备用。

【临床技法】

❶将上药水调敷脐。

❷3日换药1次，连用8周。

【参考文献】辛涛，赵爱莲，胡强.非那雄胺片联合中药脐疗治疗良性前列腺增生的临床研究.中国医药指南，2012，10（15）：53–55.

【小 贴 士】

（1）同时予非那雄胺片（保列治）5mg口服，日1次。

（2）治疗期间忌烟、酒、辛辣之品。

方13

【药物组成】麝香3g，炮穿山甲10g，吴茱萸6g，四棱草10g，苏木10g，沉香6g等。

【制作方法】将上药研为细末，过100目筛，用麻油热炒至焦黄，配少许盐于其中，待稍冷却之后置于10cm×10cm大小的白色胶布中央。

【临床技法】

❶贴脐，以病人感到局部温暖舒适为宜。

❷当感到凉时，用热水袋加热，保持适当的温度。

❸1天1次，每次12小时，3天为1个疗程。

【参考文献】吴晋蒲，贾颖，薛云峰.中药敷脐治疗前列腺增生引起的尿潴留60例.中医外治杂志，2006，15（6）：29.

【小 贴 士】

治疗期间忌烟、酒、辛辣之品。

第七章　儿科病证

第一节　新生儿破伤风

新生儿破伤风又称为"新生儿脐风"，是指破伤风梭状杆菌侵入脐部，并产生毒素而引起以牙关紧闭和全身肌肉强直性痉挛为特征的急性感染性疾病。早期患儿出现哭闹、口张不大、吃奶困难，随后牙关紧闭，面肌紧张，口角上牵，呈"苦笑"面容，伴有阵发性双拳紧握，上肢过度屈曲，下肢伸直，呈角弓反张状，呼吸肌和喉肌痉挛可引起窒息。痉挛发作时患儿神志清楚为本病的特点之一。经及时处理能度过痉挛期者（一般需3周左右），其发作逐渐减轻，发作间隔时间延长，能吮乳。完全恢复需2～3个月。病程中常并发肺炎和败血症。

中药外敷法

方1

【药物组成】麝香0.1g，冰片1.5g，雄黄1.5g。

【制作方法】上述药物共研细末，以蜜糖30g微温3分钟。

【临床技法】

❶ 将药末和蜜糖调匀，敷摊于布上。

❷ 将药布贴于脐上。

❸ 外以胶布固定。

【参考文献】蒋希林，王振涛《中华脐疗大全》。

【小 贴 士】

（1）腹部皮肤有炎症、破损、溃烂者均不适合进行脐疗。

（2）感觉脐部瘙痒或疼痛，请及时将胶布及药物取下。

方2

【药物组成】枯矾、硼砂各8g，朱砂2g，冰片0.2g，麝香0.2g。

【制作方法】将上述药物混合研为细末。

【临床技法】

❶ 每次取药末2g撒于脐窝内。

❷ 外盖以纱布，胶布固定。

❸ 每日换药1次。

【参考文献】蒋希林，王振涛《中华脐疗大全》。

【小 贴 士】

本方对于小儿出生后有脐风先兆症状时，可作预防和治疗用。

方3

【药物组成】蜘蛛1个，活土鳖虫1个，妇女头垢2g，乳汁10ml，黄酒60ml。

【制作方法】将上述药浓煎后过滤，取药渣用布包裹。

【临床技法】

❶ 将药包敷在患婴肚脐上。

❷ 继用药液频频滴进药包（药渣）上湿润，待药气透入，腹内发响即愈。

【参考文献】蒋希林，王振涛《中华脐疗大全》。

【小 贴 士】

本方适用于小儿脐风，口噤，拳挛，抽搐。

灸法

【药物组成】蒜、艾绒各适量。

【制作方法】将蒜切成片，艾绒制成小艾炷。

【临床技法】

❶ 把药片放在患儿脐上，艾炷放在蒜片上。

❷ 将艾炷点燃灸之。

【参考文献】王富春《脐疗治百病》。

【小　贴　士】

注意防止烫伤烧伤。

第二节　新生儿黄疸

新生儿黄疸中医学称为"胎黄"，以婴儿出生后皮肤面目出现黄疸为主要表现，肝脾可见肿大，精神倦怠，不欲饮乳，大便或呈灰白色。多因孕母素体湿盛或内蕴湿热之毒，遗于胎儿；或小儿禀赋不足，脉络阻滞，湿热蕴结肝经，气血瘀阻而致。

西医学称为"新生儿黄疸"，分为生理性与病理性两类。生理性黄疸可自行消退。

中药外敷法

方1

【药物组成】砂仁30g，白糖50g，明矾10g，青背鲫鱼1条。

【制作方法】将上药混合放在一起捣烂如膏状。

【临床技法】

❶ 将药膏分作3份，每次取1份，贴于神阙穴。

②外盖以纱布，胶布固定。

③每日换药1次，一般2~3天见效。

【参考文献】蒋希林，王振涛《中华脐疗大全》。

【小 贴 士】

本方适用于新生儿阳黄，发热口渴，黄色鲜明，小便短赤，大便秘结，苔黄腻，脉弦数。

方2

【药物组成】田螺2~4个。

【制作方法】将田螺捣烂。

【临床技法】

①将捣烂的田螺敷脐。

②外覆纱布，胶布固定。

③每日换药1次。

【参考文献】蒋希林，王振涛《中华脐疗大全》。

【小 贴 士】

本方适用于阳黄，发热口渴，黄色鲜明，小便短赤，大便秘结，苔黄腻，脉弦数。

方3

【药物组成】青脊鲫鱼背肉2块，明矾1g，砂仁3g，白糖5g。

【制作方法】诸药共捣烂如膏状，备用。

【临床技法】

①取药膏敷在患婴脐窝孔穴上，外以柔软布带束紧。

②每天换药1次，通常敷药2~3天可奏效。

【参考文献】蒋希林，王振涛《中华脐疗大全》。

【小 贴 士】

本方适用于新生儿面目、皮肤发黄，色如橙子，婴儿烦躁不安，啼哭不休，或呕吐。

方4

【药物组成】赤小豆7粒，甜瓜蒂7粒，丝瓜蒂7粒，鲜茵陈绞汁适量，白矾少许。

【制作方法】除茵陈汁之外，其余药物共研碎为细末，过筛后，与茵陈汁调拌成米糊状，备用。

【临床技法】

❶ 取药糊直接填满婴儿脐孔穴。

❷ 外加纱布覆盖，并加胶布固定。

❸ 每天换药1~3次，勤贴频换，直至黄疸尽退方可停药。

【参考文献】蒋希林，王振涛《中华脐疗大全》。

【小 贴 士】

本方适用于新生儿出生后颜面、眼睛巩膜、全身皮肤发黄。

方5

【药物组成】茵陈30g，干姜10g，附子30g。

【制作方法】上述药物共混合碾碎成细末，备用。

【临床技法】

❶ 取药末10~15g撒布于普通膏药或暖脐膏的中央，贴于脐孔上。

❷ 外覆纱布，胶布固定。

❸ 每日换药1次，直到病愈为止。

【参考文献】蒋希林，王振涛《中华脐疗大全》。

【小 贴 士】

本方适用于阴黄，身目俱黄，黄色晦暗，脘闷腹胀，口淡纳呆，大便溏，舌淡黄、苔腻，脉缓濡。

第三节 小儿感冒

小儿感冒以发热、恶寒、鼻塞流涕、喷嚏、咳嗽为主要表现。分为四时感冒和时行感冒。病机多为卫表失和、肺气失宣。

西医学认为，小儿急性上呼吸道感染系由各种病原引起的上呼吸道炎症，是小儿最常见的疾病。该病主要侵犯鼻、鼻咽和咽部，如上呼吸道某一局部炎症特别突出，即按该炎症处命名，如急性鼻炎、急性咽炎、急性扁桃体炎等。

中药外敷法

方1

【药物组成】

感冒1号：荆芥、防风、杏仁、金银花、板蓝根、赤芍、桂枝各10~15g。

感冒2号：荆芥、柴胡、黄芩、赤芍、连翘、金银花各10~15g。

感冒3号：荆芥、防风、白术、杏仁、紫苏子、金银花各10~15g。

【制作方法】将上述药分别研成粉末状，密封备用。

【临床技法】

❶ 每次用10~15g（视年龄大小而定剂量多少）加醋调和成糊状。

❷ 用乙醇或新洁尔灭液清洁脐部。

❸ 待乙醇干燥后将感冒散置于神阙穴内，外用纱布覆盖，胶布固定。

❹ 每日换药1次。

【参考文献】刘成武，刘维庆.感冒散贴敷神阙穴治疗小儿感冒480例.河北中医，1998，20（2）：69.

【小 贴 士】

本方不同证型感冒选用不同感冒方。

感冒1号适用于风寒型感冒，症见：鼻流清涕，喷嚏，发热恶寒，头痛无汗，喉痒，舌苔白薄，指纹浮红，脉浮紧。

感冒2号适用于风热型感冒，症见：风热有汗，鼻塞，喷嚏，鼻流黄涕，头痛，口干渴，咽红，舌红苔黄厚或薄黄，指纹红赤浮露，脉浮数。

　　感冒3号适用于感冒吐痰挟积者，症见：发热，咳嗽，喉间有痰鸣声，气粗，呕吐，不思食，大便腥臭，口中出气秽浊，舌苔厚腻或黄，指纹浮红或紫滞，脉滑数。

方2　紫雪丹

【临床技法】

❶ 将药物填于病人脐中，以胶布或伤湿止痛膏紧贴固定。

❷ 只用药1次。

【参考文献】蒋希林，王振涛《中华脐疗大全》。

【小　贴　士】

本方适用于小儿感冒高热。

方3

【药物组成】葱白3g，鲜薄荷叶3g。

【制作方法】上药共捣烂如泥状。

【临床技法】

❶ 将药泥外敷脐部，外盖纱布，以胶布固定。

❷ 每日换药1次，连用3日。

【参考文献】魏振装《家庭脐疗》。

【小　贴　士】

（1）腹部皮肤有炎症、破损、溃烂者均不适合进行脐疗。

（2）感觉脐部瘙痒或疼痛，请及时将胶布及药物取下。

（3）治疗期间，忌食寒凉食物。

第四节 小儿咳嗽

咳嗽是指肺失宣肃，肺气上逆，以发出咳声或咳吐痰液为主要表现的一种病证。有声无痰谓之咳，有痰无声谓之嗽，有声有痰谓之咳嗽。咳嗽分为外感和内伤两类，外因感受外邪，小儿肺脏娇嫩，藩篱疏薄，卫外不固；内因脏腑娇嫩，肺常不足，肺失宣肃，肺气上逆而致咳嗽。

咳嗽多见于西医学的上呼吸道感染、急慢性支气管炎、支气管扩张、肺炎、肺结核等疾病之中。

中药外敷法

方1

【药物组成】麻黄7g，杏仁9g，甘草6g，百部10g。

【制作方法】上述药物共研细末。

【临床技法】

❶ 以温水洗净脐部。

❷ 用温水将上述药粉调和成糊状，敷于脐部，外以纱布包扎，胶布固定。

❸ 每天换药1次，连用5~7次。

【参考文献】蒋希林，王振涛《中华脐疗大全》。

【小 贴 士】

本方适用于风寒咳嗽喘逆。

方2

【药物组成】鱼腥草15g，青黛10g，蛤壳10g，葱白3根，冰片0.3g。

【制作方法】将前3味药研碎为末，取葱白、冰片与药末捣烂如糊状。

【临床技法】

❶ 临时先以75%乙醇消毒脐部。

❷ 取药糊涂于肚脐窝内。

❸ 外盖以纱布，胶布固定。

❹ 每日换药1次，10次为1个疗程。

【参考文献】谭支绍《中医药物贴脐疗法》。

【小 贴 士】

本方适用于风热咳嗽。

方3

【药物组成】制半夏10g，白果仁9g，杏仁6g，细辛6g。

【制作方法】以上诸药共研细末，以姜汁调为糊状，备用。

【临床技法】

❶ 把药糊涂于脐部，外覆以纱布，以胶布固定。

❷ 每日换药1次。

【参考文献】蒋希林，王振涛《中华脐疗大全》。

【小 贴 士】

本方适用于咳嗽喘满，吐痰清稀色白，舌苔薄白，脉浮紧。

方4

【药物组成】草决明60g，莱菔子30g。

【制作方法】将上药共捣碎为末，备用。

【临床技法】

❶ 将研好的药末适量，敷于脐部。

❷ 外敷以纱布，胶布固定。

【参考文献】曲祖贻《中医简易外治法》。

【小 贴 士】

本方适用于咳嗽频剧，气粗或咳声嘶哑，喉燥咽痛，舌苔薄黄，脉浮数。

方5

【药物组成】防风、黄芪、肉桂各等份。

【制作方法】将上药共研细末，备用。

【临床技法】

❶ 先用75%乙醇棉球消毒神阙穴。

❷ 趁湿撒药粉0.5g于脐窝，外贴4cm×4cm胶布固定。

❸ 每隔3天换药1次，5~7次为1个疗程。

【参考文献】蒋希林，王振涛《中华脐疗大全》。

【小 贴 士】

本方适用于咳嗽时作，伴气虚懒言，自汗，舌淡苔白，脉细无力。

方6

【药物组成】芥子、细辛、甘遂、洋金花各适量。

【制作方法】将上药研成细末，用姜汁调成膏状，备用。

【临床技法】

❶ 将胶布剪成1方寸，用药膏2g放在脐布中心，贴在脐周。

❷ 每年冬至开始贴3次，每次间隔10天。

【参考文献】蒋希林，王振涛《中华脐疗大全》。

【小 贴 士】

本方适用于咳嗽日久，咳痰清稀，气喘胸闷，口不渴，苔薄白，脉浮紧。

第五节　小儿发热

发热是指体温超过正常范围高限，是小儿十分常见的一种症状。正常小儿腋表体温为36℃~37℃，腋表如超过37.4℃可认为是发热。在多数情况下，发热是身体和入侵病原作战的一种保护性反应，是人体正在发动免疫系统抵抗感染的一个过程。体温的异常升高与疾病的严重程度不一定成正比，但发热过高或长期发热可使机体各种调节功能受累，从而影响小儿的身体健康，因此，对确认发热的孩子，应积极查明原因，针对病因进行治疗。

中药外敷法

方1

【药物组成】羚羊粉（小于1岁1g，1~3岁3g），柴胡注射液（小于1岁2ml，1~3岁4ml）。

【制作方法】将羚羊粉和柴胡注射液调和。

【临床技法】

❶ 将调和好的药糊摊于布上，敷于脐部，用绷带固定。

❷ 8~10小时后取下，日1次。

【参考文献】 张海英.中药敷脐治疗婴幼儿发热.山东中医杂志，2003，22（6）：339.

【小 贴 士】

取下药物后用清洁棉布擦干脐部，注意保持干燥。

方2

【药物组成】栀子20g，明雄黄5g，冰片1g，鸡蛋清适量，麝香0.4g。

【制作方法】将前3味药共研细末，用鸡蛋清调匀如糊状。

【临床技法】

❶ 取麝香0.2g放于脐中，再取药糊贴在麝香上面。

❷ 脐上盖以纱布，以胶布固定。

❸ 待24小时后，用温水洗去即愈。如不愈再贴敷1次。

【参考文献】蒋希林，王振涛《中华脐疗大全》。

【小 贴 士】

本方适用于小儿急惊风，高热昏迷，两目上视，牙关紧闭，抽搐，甚至颈项强直，角弓反张，指纹青紫，脉弦数。

方3

【药物组成】薄荷3g，牛黄3g，羚羊角3g，黄连3g，白芍3g，青蒿6g，石菖蒲20g，地龙20g，全蝎12g。

【临床技法】

① 将药末调拌凡士林或麻油呈膏状，敷于小儿面门及脐窝。

② 脐外覆以纱布，以胶布固定。

【参考文献】刘光瑞《中国民间敷药疗法》。

【小 贴 士】

本方适用于小儿急惊风，神志昏迷，四肢抽搐，身热肢凉，手脚心热，舌质红绛，脉弦细数。

方4

【药物组成】鲜地龙3~5条，麝香0.15g。

【制作方法】上述药物共捣烂。

【临床技法】

① 取适量药物敷神阙穴。

② 外覆盖纱布，以胶布固定。

【参考文献】清·吴师机《理瀹骈文》。

【小 贴 士】

本方适用于小儿急惊风抽搐。

第六节　小儿百日咳

小儿百日咳中医学称为"顿咳""顿嗽"，以感受时行疫毒，出现阵发性痉挛性咳嗽，咳后伴有特殊的鸡鸣样吸气性吼声，咳剧吐出痰涎方可停止等症状。病程长达2~3个月，传染性强。婴幼儿脏腑娇嫩，易感时行疫毒，侵袭肺卫，肺卫不解，疫邪化火，灼津成痰，所以病机常为痰热互解，深伏气道，肺失清肃。

西医学认为概因感受百日咳杆菌引起的急性呼吸道传染病，经呼吸道飞沫进行传播。

中药外敷法

方1

【药物组成】白牵牛子、黑牵牛子各等份，半生半炒，各取头末15g，大黄30g，槟榔7g，木香4g，轻粉0.03g。

【制作方法】上药共研末，以蜜调制成一个药饼。

【临床技法】

❶以药饼贴脐，外盖纱布，以胶布固定。

❷以微见腹泻为度。

【参考文献】蒋希林，王振涛《中华脐疗大全》。

【小 贴 士】

本方适用于小儿咳嗽，胸满喘急，痰涎壅塞。

方2

【药物组成】朱砂7.5g，甘遂4.5g，轻粉1.5g。

【制作方法】上药共研末，每次取0.03g药粉，蜜调为糊。

【临床技法】

❶将药糊敷于脐上。

❷外盖纱布，以胶布固定。

【参考文献】蒋希林，王振涛《中华脐疗大全》。

【小 贴 士】

本方适用于寒邪入肺，郁而化热，咳嗽，痰喘上气。

方3

【药物组成】麻黄、杏仁、甘草各等份，葱白3根。

【制作方法】前3味碾成细末，入葱白头捣烂如泥。

【临床技法】

❶ 将药泥敷脐孔。

❷ 上盖油纸或塑料薄膜，以胶布固定。

❸ 敷药后半天取下，下午再敷，1日2次。

【参考文献】周明道.神阙穴敷贴疗法.陕西中医，1981，（S1）：39.

【小 贴 士】

本方适用于咳嗽气喘，喉间有哮鸣声，痰多色白，四肢不和，舌苔薄白，脉浮滑或濡数。

第七节　小儿哮喘

哮喘是一种表现为反复发作性咳嗽，喘鸣和呼吸困难，并伴有气道高反应性的可逆性、梗阻性呼吸道疾病，其发于婴幼儿者又称小儿哮喘。该病起病或急或缓，婴幼儿哮喘发病前往往有1~2天的上呼吸道过敏的症状，包括鼻痒、喷嚏、流清涕、揉眼睛、揉鼻子等表现并逐渐出现咳嗽、喘息。年长儿起病往往较突然，常以阵咳开始，继而出现喘息、呼吸困难等。

西医学称为"支气管哮喘"。

中药外敷法

方1

【药物组成】朱砂7.5g，甘遂4.5g，轻粉1.5g。

【制作方法】每次取0.03g药粉，以温浆水少许，上滴香油一点，撒药在油花上，待药沉到底，去浆水取药用。

【临床技法】

❶ 将药敷脐部，外覆纱布，胶布固定。

❷ 每日换药1次。

【参考文献】蒋希林，王振涛《中华脐疗大全》；清·吴师机《理瀹骈文》。

【小 贴 士】

（1）腹部皮肤有炎症、破损、溃烂者均不适合进行脐疗。

（2）感觉脐部瘙痒或疼痛，请及时将胶布及药物取下。

（3）注意有无药物过敏史，避免在用药时引起过敏。

方2

【药物组成】白胡椒10g，白矾3g，麻黄素20片，克咳敏15片。

【制作方法】以上药研末，备用。

【临床技法】

❶ 每次取1g药粉，以水调和为药膏，将药膏敷于脐部。

❷ 外贴胶布固定。

❸ 每天换药1次，连用10次为1个疗程。

【参考文献】蒋希林，王振涛《中华脐疗大全》；韩文领《脐疗》。

【小 贴 士】

（1）腹部皮肤有炎症、破损、溃烂者均不适合进行脐疗。

（2）感觉脐部瘙痒或疼痛，请及时将胶布及药物取下。

第八节　小儿厌食

小儿厌食是指小儿以较长时间食欲不振、见食不贪、食量减少为主要表现的病证，可伴有面色少华、形体偏瘦等症状，多由于饮食不节、喂养不当所致。概因脾胃气虚、脾胃阴虚、脾失健运等发病。

中药外敷法

方1

【药物组成】丁香30g，吴茱萸30g，肉桂10g，细辛10g，木香10g，白术20g，五倍子20g，朱砂20g。

【制作方法】将上述药研成粉末状，密封备用。

【临床技法】

❶ 取上药5~10g用酒或生姜汁调成糊状。

❷ 以乙醇消毒肚脐。

❸ 待乙醇干燥后将准备好的糊状药饼置于神阙穴内，外用伤湿止痛膏或医用胶布固定。

❹ 每天换药1次，7~10天为1个疗程。

【参考文献】刘祖兴，翟泓.健胃止汗散外敷神阙穴治疗小儿厌食90例.新中医，1995，（1）：25.

【小贴士】

（1）腹部皮肤有炎症、破损、溃烂者均不适合进行脐疗。

（2）感觉脐部瘙痒或疼痛，请及时将胶布及药物取下。

（3）注意有无药物过敏史，避免在用药时引起过敏。

方2

【药物组成】芒硝、大黄、桃仁、杏仁、栀子各等量。

【制作方法】将上述药研成粉末状，密封备用。

【临床技法】

❶ 取上药10g用鸡蛋清调成膏状。

❷ 以乙醇消毒肚脐。

③待乙醇干燥后将准备好的药膏置于神阙穴内，外用胶布固定。

④每晚睡前敷贴，敷3天后取下，休息4天再敷，连敷3次为1个疗程。

【参考文献】李淑芝，王顺，董建平，等.穴位贴敷治疗小儿厌食症的临床观察.中国针灸，1997，（2）：77.

【小　贴　士】

（1）腹部皮肤有炎症、破损、溃烂者均不适合进行脐疗。

（2）感觉脐部瘙痒或疼痛，请及时将胶布及药物取下。

（3）注意饮食调摄。

方3

【药物组成】炒神曲10g，炒麦芽10g，焦山楂10g，炒莱菔子6g，炒鸡内金5g。大便秘结者加大黄5g，大便稀溏者加苍术10g。

【制作方法】将上述药研成粉末状，密封备用。

【临床技法】

①取上药加面粉2~3g用温水调成糊状。

②以乙醇消毒肚脐。

③待乙醇干燥后将准备好的糊状药饼置于神阙穴内，外用胶布固定。

④每晚睡前敷贴，次日晨取下，连敷5天，休息2天，4周为1个疗程。

【参考文献】李芳，孙敏.消化散敷脐治疗小儿厌食症610例.中医外治杂志，1997，（6）：20.

【小　贴　士】

（1）腹部皮肤有炎症、破损、溃烂者均不适合进行脐疗。

（2）感觉脐部瘙痒或疼痛，请及时将胶布及药物取下。

（3）注意饮食调摄。

方4

【药物组成】藿香、佛手、砂仁、连翘心、吴茱萸、干姜、肉桂各等份。

【制作方法】将上述药研成粉末状，密封备用。

【临床技法】

❶ 取上药0.5~1g用温开水调成糊状。

❷ 以乙醇消毒肚脐。

❸ 待乙醇干燥后将准备好的糊状药饼置于神阙穴内，外用辅料和胶布固定。

❹ 2天换药1次，10天为1个疗程。

【参考文献】史正耀.中药敷脐膏治疗小儿厌食症.江西中医药,1997,28（2）:61.

【小 贴 士】

（1）腹部皮肤有炎症、破损、溃烂者均不适合进行脐疗。

（2）感觉脐部瘙痒或疼痛，请及时将胶布及药物取下。

（3）注意饮食调摄。

方5

【药物组成】生杏仁（去皮）、栀子、小红枣（男用各8粒，女用各7粒），黍米一小撮。

【制作方法】将黍米和枣放入碗中，加适量水，上锅蒸20分钟，取出，待凉后，将枣核去掉，再加入杏仁和栀子粉，共捣如泥状。

【临床技法】

❶ 将上药泥平摊于一块黑布上，贴于脐部，用胶布固定。

❷ 24小时后去掉，以皮肤出现青色为度，连敷2贴。

【参考文献】蒋希林，王振涛《中华脐疗大全》。

【小 贴 士】

（1）腹部皮肤有炎症、破损、溃烂者均不适合进行脐疗。

（2）感觉脐部瘙痒或疼痛，请及时将胶布及药物取下。

（3）注意饮食调摄。

第九节 小儿腹泻

小儿腹泻属于中医学"泄泻"范畴，是指小儿以大便次数增多、粪质稀溏甚至如水样为主要表现的病证，可伴有恶心、呕吐、腹痛、发热、口渴等症状。多因脾胃虚弱，感受外邪，内伤乳食，湿邪等所致。

中药外敷法

方1 丁桂椒散

【药物组成】丁香、花椒各1份，肉桂2份。

【制作方法】将上述药研成粉末状，密封备用。

【临床技法】

① 取1g药粉以米汤调和成小软饼状。

② 将药饼敷于神阙穴上，以黑胶布固定。

③ 每24小时换药1次，连续贴敷3~5天。

【参考文献】符红.丁桂椒散敷神阙穴治疗小儿腹泻87例.河北中医药学报，1999，14（4）：39-40.

【小 贴 士】

（1）若无黑胶布，其他膏药或胶布亦可。

（2）本方对于寒湿、食滞型小儿腹泻疗效更好。

方2 椒薄散

【药物组成】吴茱萸30g，花椒30g，胡椒30g，薄荷叶100g，大枣10枚。

【制作方法】将上述药除大枣外研成粉末状，密封备用。

【临床技法】

① 用温水清洗患儿肚脐，用布擦干。

② 取药3g与去核红枣1枚调和成饼，置于伤湿止痛膏上，贴于神阙穴。

③ 5小时后取下，隔日再贴1次。疗程最长5天，最短1天，平均2天。

【参考文献】吴方真.椒薄散敷脐治疗小儿泄泻.中国民间疗法，2008，（2）：14.

【小 贴 士】

（1）腹部皮肤有炎症、破损、溃烂者均不适合进行脐疗。

（2）感觉脐部瘙痒或疼痛，请及时将膏药及药物取下。

（3）注意饮食调摄。

方3

【药物组成】五倍子10g。

【制作方法】将上述药研成粉末状。

【临床技法】

① 用温水清洗患儿肚脐，用布擦干。

② 加食用米醋少许将药粉调成糊状。

③ 将药糊敷于患儿脐部，用小块塑料布覆盖，再覆以纱布，胶布固定。

④ 每隔24小时更换1次，3次为1个疗程。

【参考文献】吴标，梁武风，路永新.五倍子粉外敷神阙穴治疗新生儿腹泻30例.中医外治杂志，1999，2（2）：186.

【小 贴 士】

（1）腹部皮肤有炎症、破损、溃烂者均不适合进行脐疗。

（2）感觉脐部瘙痒或疼痛，请及时将胶布及药物取下。

（3）注意饮食调摄。

方4

【药物组成】

止泻I号：白术、苍术、干姜、吴茱萸各等份。

止泻II号：黄连、吴茱萸、木香各等份。

止泻Ⅲ号：吴茱萸、桔梗、炒麦芽、炒山楂、神曲、鸡内金、炒莱菔子各等份。

【制作方法】将上述药研成粉末状，密封备用。

【临床技法】

❶用温水清洗患儿肚脐，用布擦干。

❷加米醋或陈醋少许将适量药粉调成糊状。

❸将药糊敷于患儿脐部，再覆以纱布，胶布固定。

❹每次保持11~12小时。

【参考文献】焦平，倪蔼然，赵艳娥，等.敷脐法治疗婴幼儿腹泻864例临床观察.光明中医杂志，1996，（1）：31-33.

【小　贴　士】

（1）如小儿对胶布过敏，可用绷带绕腰缠敷固定。

（2）止泻Ⅰ号针对寒性腹泻；止泻Ⅱ号针对湿热泄泻；止泻Ⅲ号针对食积泄泻。

方5

【药物组成】肉挂3g，吴茱萸6g，花椒6g，苍术6g，公丁香6g，茴香6g，五倍子6g。

【制作方法】将上述药研成细末，密封备用。

【临床技法】

❶用温水清洗患儿肚脐，用布擦干。

❷取2g药物用食醋或生理盐水调和均匀（6个月以下患儿用生理盐水，6个月以上患儿用食醋）。

❸将药置于4cm×4cm麝香追风膏上，敷于脐上。

❹每日1次，连敷3次为1个疗程。

【参考文献】刘秀春.脐敷中药治疗婴幼儿腹泻100例.中医外治杂志，1997，（6）：18-19.

【小　贴　士】

若无麝香追风膏，其他膏药亦可。亦可用绷带绕腰缠敷固定。

方6

【药物组成】吴茱萸、肉桂、五倍子各2g。

【制作方法】将上述药研成末，密封备用。

【临床技法】

❶ 用温水清洗患儿肚脐，用布擦干。

❷ 加茶油少许将药粉调成糊状。

❸ 将黄豆大小药糊敷于患儿脐部，胶布固定。

❹ 每隔24小时更换1次，3次为1个疗程。

【参考文献】黄焕琼，周双伦.脐疗主治婴幼儿腹泻疗效观察.实用中医内科杂志，1996，10（2）：48.

【小 贴 士】

（1）腹部皮肤有炎症、破损、溃烂者均不适合进行脐疗。

（2）感觉脐部瘙痒或疼痛，请及时将胶布及药物取下。

（3）注意饮食调摄。

方7

【药物组成】藿香10g，土白术12g，茯苓9g，吴茱萸6g，砂仁6g，肉桂3g，炒黄连5g，苍术9g，山楂10g。

【制作方法】将上述药研成细末，密封备用。

【临床技法】

❶ 用温水清洗患儿肚脐，用布擦干。

❷ 取药末3~5g加适量陈醋将药粉调成糊状。

❸ 将黄豆大小药糊敷于患儿脐部，胶布固定。

❹ 每日换药1次，3次为1个疗程。

【参考文献】刘小英，王金权.温脐止泻散贴脐治疗小儿腹泻56例.中医外治杂志，2005，14（4）：25.

【小 贴 士】

（1）腹部皮肤有炎症、破损、溃烂者均不适合进行脐疗。

（2）感觉脐部瘙痒或疼痛，请及时将胶布及药物取下。

（3）注意饮食调摄。

方8

【药物组成】丁香、肉桂、胡椒、苍术、干姜各等份。

【制作方法】将上述药研成细末，密封备用。

【临床技法】

❶用温水清洗患儿肚脐，用布擦干。

❷取药末3g加面粉3g用温开水调成饼状。

❸将黄豆大小药糊敷于患儿脐部，胶布固定。

❹每日换药1次，7天为限。

【参考文献】施小敏，喻洪钢，文建红，等.止泻散敷神阙穴治疗小儿泄泻临床疗效研究.中华实用中西医杂志，2004，4（17）：73.

【小　贴　士】

（1）腹部皮肤有炎症、破损、溃烂者均不适合进行脐疗。

（2）感觉脐部瘙痒或疼痛，请及时将胶布及药物取下。

（3）注意饮食调摄。

方9

【药物组成】肉豆蔻5g，雄黄3g。

【制作方法】将肉豆蔻面裹煨熟，和雄黄共研成细末，醋调成丸，如黄豆大小，晾干备用。

【临床技法】

❶用温水清洗患儿肚脐，用布擦干。

❷每次1丸，用醋浸泡少时，将药丸放入脐内，以胶布贴敷。

❸间隔24~48小时换1次，至痊愈。

【参考文献】王永山，张书山.对脐丸敷脐治疗小儿虚寒腹泻60例.中医外治杂志，1996，（2）：36.

【小 贴 士】

（1）本方适用于虚寒泄泻，症见食后即肠鸣，腹痛，腹泻，大便稀溏，完谷不化，或如鸭溏，溲清不渴，精神疲倦，四肢不温，脉沉迟。

（2）本方因其收敛，故小儿外感热重，高热未解时不宜早用，以免恋邪。

方10

【药物组成】

伤食型：芒硝10g，焦山楂5g，莱菔子5g，苍术10g。

湿热型：黄芩10g，黄连10g，泽泻10g，木通5g。

风寒、脾虚及脾胃阳虚型：吴茱萸20g，白胡椒1g，乌梅5g，丁香5g，炮干姜2g，山药5g。

【制作方法】将上述药研成粉末状，密封备用。

【临床技法】

❶ 用温水清洗患儿肚脐，用布擦干。

❷ 加陈醋、水或植物油将0.5~1.5g药粉调成糊状。

❸ 将药糊敷于患儿脐部，再以纱布或风湿膏固定。

❹ 每天换药1次。

【参考文献】靳立民.敷脐疗法分型论治婴幼儿泄泻疗效观察.中国中医药科技，1998，5（5）：291.

【小 贴 士】

本方根据中医辨证分型论治。

方11

【药物组成】茯苓20g，白术20g，吴茱萸20g，丁香10g，肉桂10g，延胡索10g，厚朴20g，炒麦芽20g，焦山楂20g，冰片10g。

【制作方法】将上药共研细末，密封备用。

【临床技法】

❶ 用温水清洗患儿肚脐，用布擦干。

❷ 取药末3~5g用食醋调成糊状，将调好的药物置于脐中。

❸ 用消毒纱布覆盖，胶布固定。

❹ 24小时后取下，再间隔24小时如法敷用，4次为1个疗程。

【参考文献】戴秀琼.温中散脐敷治疗小儿泄泻.中华今日医学杂志，2003，3（4）：55-56.

【小 贴 士】

（1）本方治疗脾胃虚寒及消化不良的久泄效果更好。

（2）敷药后用温热水袋敷患儿脐部，注意温度以免烫伤皮肤。

（3）若患儿少气自汗加党参20g，畏寒肢冷加附子20g。

方12

【药物组成】黄连6g，车前子5g，苍术3g，五倍子3g，艾叶2g，吴茱萸1g。

【制作方法】将上述药研成细末，密封备用。

【临床技法】

❶ 用温水清洗患儿肚脐，用布擦干。

❷ 取药末10g加醋将药调和成糊状。

❸ 将药糊敷于患儿脐部，胶布固定。

❹ 每日换药1次，夏秋气温高时每日2次，每次敷3~6小时；冬春气温低时每次敷8~12小时，以脐部皮肤潮红为度。疗程2~3天。

【参考文献】杨美华，宗洪波，邹嫦娥.中药敷脐治疗102例小儿湿热证腹泻.江西中医药，1998，29（6）：33.

【小 贴 士】

本方适用于湿热证腹泻。

方13　参龙白芥散

【药物组成】红参、海龙、芥子、细辛、甘遂、吴茱萸、苍术、木香、川芎、雄黄、丁香、肉桂、皂角各等量，麝香、冰片适量。

【制作方法】将上述药研成细末，密封备用。

【临床技法】

❶ 患儿取仰卧位，神阙穴拔罐5~10分钟。

❷ 将参龙白芥散加麝香、冰片适量用鲜姜汁调成糊状。

❸ 将药糊做成直径1cm的圆饼敷于患儿脐部，胶布固定。

❹ 8~20小时取下，隔日1次，3次为1个疗程。

【参考文献】张秋萍，李鹏，张亚萍.神阙穴拔罐、贴药治疗婴幼儿腹泻100例.中医外治杂志，1997，（6）：33.

【小 贴 士】

（1）感觉脐部瘙痒或疼痛，请及时将胶布及药物取下。

（2）注意有无药物过敏史，避免在用药时引起过敏。

（3）注意饮食调摄。

方14 蚕倍散

【药物组成】僵蚕10g，五倍子30g，白术10g，冰片2g。

【制作方法】将上述药研成细末，密封备用。

【临床技法】

❶ 用温水清洗患儿肚脐，用布擦干。

❷ 将5g左右药粉用醋调成糊状。

❸ 将药糊加温至40℃左右敷于患儿脐部，外用辅料或者普通膏药固定。

❹ 24小时换药1次，昼夜连敷，治愈即止。

❺ 推拿：补脾经200次，运内八卦100次，推大肠300次，清小肠200次，逆时针摩腹200次，按揉龟尾50次，推上七节骨300次。

【参考文献】姜慧杰，辛淑芹.蚕倍散敷脐配合推拿治疗小儿泄泻120例观察与护理.中国民间疗法，2012，20（3）：25-26.

【小 贴 士】

以上方配合推拿治疗效果更好。

方15

【药物组成】白术、车前子、干姜各等份。

【制作方法】将上述药研成粉末状，密封备用。

【临床技法】

❶用温水清洗患儿肚脐，用布擦干。

❷将药末填于脐内，用胶布固定。

❸2日更换1次。

【参考文献】吕秀文，刘万森，孙新武，等.敷脐散治疗小儿泄泻150例.中国民间疗法，2001，9（11）：17.

【小 贴 士】

配合热敷脐部效果更好。

方16

【药物组成】丁香1份，肉桂2份，胡椒3份。

【制作方法】将上述药研成粉末状，密封备用。

【临床技法】

❶用温水清洗患儿肚脐，用布擦干。

❷将适量药末填于脐内，用胶布固定。

❸顺时针按揉脐部3~5分钟，每日换药1次。

【参考文献】詹志良.暖脐散敷脐治疗婴幼儿腹泻85例疗效观察.中医外治杂志，1998，7（3）：27.

【小 贴 士】

忌食肥甘油腻之物，对母乳喂养者采用减少哺乳次数，对牛乳或奶粉喂养者采用稀释乳的方法。

方17

【药物组成】炒白术50g，肉桂10g，艾叶10g。

【制作方法】将上述药研成粉末状，密封备用。

【临床技法】

❶ 用温水清洗患儿肚脐，用布擦干。

❷ 取上药适量填满肚脐，外用胶布固定。

❸ 每1~2天换药1次，5天为1个疗程。

【参考文献】柳春玲.敷脐疗法治疗小儿脾虚泄泻23例.甘肃中医学院学报，1996，13（2）：29.

【小 贴 士】

（1）敷药后用热水袋热敷15~30分钟疗效更佳。

（2）胶布过敏者可选用艾叶、盐、生姜炒热放入布袋中，热敷脐部，冷后再热再敷，反复2~3次，每日敷30~45分钟，3天为1个疗程。

方18 苍耳黄丹膏

【临床技法】

❶ 将药膏适量涂在普通敷料上。

❷ 将敷料贴于患儿肚脐上，以胶布固定。

❸ 每日换药1次，3次为1个疗程。

【参考文献】王涛威，李晓红，郑铁聚.苍耳黄丹膏神阙穴外敷治疗婴幼儿秋季腹泻疗效观察.河南中医药学刊，1994，9（3）：36-37.

【小 贴 士】

本方含苍耳子、生姜等药物，适用于小儿秋季为寒邪所袭而发生的腹泻。

方19

【药物组成】苍术3g，砂仁2g，陈皮1.5g，丁香1g。

【制作方法】

❶ 将上述药研成粉末状。

❷ 用绵纸做成4cm×5cm的棉纸袋，将上述药末装入纸袋中。

【临床技法】

❶用温水清洗患儿肚脐，用布擦干。

❷将药袋放于小儿脐部，外用胶布固定。

❸每24小时更换1次，1~4天为1个疗程。

【参考文献】刘绍芬，黎平.脐疗散治疗小儿腹泻114例.中医外治杂志，1997，（4）：13.

【小 贴 士】

敷药后用神灯照射20~30分钟或用热水袋热敷15~30分钟疗效更佳。注意防止小儿皮肤烫伤。

灸法

方1

【药物组成】艾绒。

【临床技法】

❶将艾绒装入温灸器内点燃。

❷在患儿脐部垫6~8层消毒纱布，将温灸器置纱布上温灸，每次灸半小时左右。

【参考文献】张玲，张丽华.温灸神阙穴加推拿治疗小儿腹泻67例临床观察.针灸临床杂志，1998，14（1）：38-39.

【小 贴 士】

（1）若无艾绒及温灸器可用艾条代替点燃灸神阙穴。

（2）小儿皮肤娇嫩，注意防止皮肤烫伤。

方2

【药物组成】盐，艾条。

【临床技法】

❶患儿睡熟时将食用盐填平神阙穴。

❷将纱布剪一小孔敷于脐上，以免烫伤皮肤。

❸点燃艾条，对准穴位以雀啄灸法。

❹每次10分钟，每日1次，3天为1个疗程。

【参考文献】高隼田，王庆琛.神阙穴隔盐灸法治疗小儿久泄50例.中国民间疗法，1997，（5）：7.

【小 贴 士】

（1）本方适用于小儿久泄。

（2）每个疗程中可间隔1日。

（3）小儿皮肤娇嫩，治疗中避免烫伤患儿皮肤。

（4）取得疗效后患儿应以米粥调理脾胃功能而巩固疗效，禁食寒凉、生冷、油腻食物。

涂脐法

方1

【药物组成】潘生丁。

【临床技法】

❶用温水清洗患儿肚脐，用布擦干。

❷将5%潘生丁乳膏3~5g敷于脐窝，范围约3cm×3cm，盖以敷料。

❸每日换药1次。

【参考文献】刘桂春，宋海，孙亚军，等.潘生丁敷脐疗法治疗婴幼儿秋冬季腹泻100例疗效观察.中西医结合实用临床急救，1996，3（8）：348-349.

【小 贴 士】

注意饮食调摄及其卫生，忌食油腻、辛辣、生冷及难消化之物。

方2　复方新霉素乳膏

【药物组成】新霉素50g，山莨菪碱0.25g，氯丙嗪1g，基质149g制成20%复方新霉素乳膏。

【临床技法】

❶ 用生理盐水清洗患儿肚脐，用布擦干。

❷ 将20%复方新霉素乳膏1~3g敷于脐窝，范围约2cm×2cm，盖以敷料。

❸ 每日换药1次。

【参考文献】刘桂春，宋海.复方新霉素乳膏敷脐治疗婴幼儿细菌性腹泻及其药代动力学观察.中西医结合实用临床急救，1997，4（4）：156.

【小 贴 士】

本方法适用于细菌性腹泻。

激光照射法

【设备组成】氦氖激光仪。

【临床技法】

❶ 暴露神阙穴，将激光光斑对准穴位照射。

❷ 激光功率为25mw，光源距皮肤20cm左右，每次20分钟。

❸ 1日1次，5次为1个疗程。

【参考文献】唐吉元，张育民.氦氖激光照射神阙穴治疗婴幼儿腹泻124例.甘肃中医，1996，9（1）：37.

【小 贴 士】

（1）注意饮食调摄及其卫生，忌食油腻、辛辣、生冷及难消化之物。

（2）除照射神阙穴外，还可以配合照射足三里、关元二穴。

第十节　小儿腹胀

腹胀即腹部膨胀，可由于肠腔、腹腔内积气、积液、腹内巨大肿物或腹肌无力等引起，小儿腹胀多以气胀最为多见。

中药外敷法

【药物组成】以五倍子和冰片为基础，根据不同分类选择相应配伍药物。

❶ 肺炎咳嗽伴腹胀　风寒型：丁香、肉桂、五倍子各3g，冰片0.5g。

风热型：石膏、大黄、芒硝、五倍子各3g，冰片0.5g。

❷ 泄泻伴腹胀　五倍子、吴茱萸、丁香各3g。

❸ 疳证伴腹胀　五倍子、皮硝各3g。

❹ 外感发热　风寒型：五倍子、荆芥、防风各3g。

风热型：五倍子、石膏、薄荷各3g。

❺ 食积伴腹胀　五倍子、丁香、吴茱萸各3g。

【制作方法】将药物研成细末，密封备用。

【临床技法】

❶ 将所选药物粉末加食醋3~5ml，调成糊状敷于穴位，敷药范围以穴位为中心，直径3cm内，盖以5cm棉纱布，胶布固定。

❷ 隔日更换1次。

❸ 所选穴位：肺炎咳嗽伴腹胀：神阙、肺俞；泄泻伴腹胀：神阙、涌泉；疳证伴腹胀：神阙；外感发热：神阙、肺俞；食积伴腹胀：神阙。

【参考文献】靳萍.外中药外敷神阙穴治疗小儿腹胀50例的体会.黑龙江护理杂志，1999，5（6）：41.

【小　贴　士】

治疗期间注意饮食调摄。

灸法

【药物组成】食盐，艾绒。

【制作方法】将食盐250g炒热后，入艾绒50g再炒1~2分钟。

【临床技法】

❶ 将炒热的食盐和艾绒以布包，敷于脐部，用绷带固定。

❷ 每日2次。

【参考文献】章天林，章彤.外敷神阙穴治愈婴儿腹胀2例.江西中医药，1999，

30（2）：55.

【小 贴 士】

注意防止烫伤婴儿皮肤。

第十一节　小儿疳积

小儿疳积是小儿以形体消瘦、面色五华、毛发干枯、精神萎靡或烦躁、饮食异常、大便不调为主要表现的病证。多因脾胃虚弱，运化不及，化源不足，积滞内停所致。

西医学称为"慢性营养缺乏症"。

中药外敷法

方1

【药物组成】莱菔子20~30g。

【制作方法】莱菔子炒制后研成细末，密封备用。

【临床技法】

❶ 取药末20~30g，以醋调和均匀。

❷ 将药敷于肚脐，胶布固定。

【参考文献】郑丽丽.莱菔子敷贴治疗小儿疳积.山东中医杂志，1997，16（3）：139.

【小 贴 士】

（1）腹部皮肤有炎症、破损、溃烂者均不适合进行脐疗。

（2）感觉脐部瘙痒或疼痛，请及时将胶布及药物取下。

方2

【药物组成】芒硝500g，大枣500g，焦栀子250g，杏仁150g，脱水香葱150g。

【制作方法】上药共研细末，密封装瓶备用。

【临床技法】

❶ 取药末25g与等量面粉调和均匀。

❷ 将药团平铺在纱布上，敷于肚脐，胶布固定。

❸ 24小时更换1次，4次为1个疗程。

【参考文献】黄德恒.疳积散外敷神阙穴治疗小儿疳积30例.实用中医药杂志，1997，（6）：24.

【小 贴 士】

（1）腹部皮肤有炎症、破损、溃烂者均不适合进行脐疗。

（2）感觉脐部瘙痒或疼痛，请及时将胶布及药物取下。

方3

【药物组成】芒硝30g，山楂20g，广木香10g，砂仁8g，苍术6g，陈皮6g，胡黄连4g，黄芩10g，生栀子10g，芦荟1g，硫黄8g。

【制作方法】上药共研细末，密封装瓶备用。

【临床技法】

❶ 将医用纱布裁成长15cm、宽8cm的两片，及等大的无毒塑料薄膜一片，缝制成袋，以塑料薄膜贴于外层，然后将药粉装入袋内封口，并在药袋两端缝上适长系带即成。

❷ 将药袋用冷开水加醋80ml左右浸透带布面。

❸ 将药袋敷于肚脐。

❹ 连续敷3~5天，干燥后可取下再浸再敷。

【参考文献】吴丕中.自制神阙带治疗小儿疳积220例.湖南中医杂志，1995，11（4）：35.

【小 贴 士】

可直接将药用醋调敷于脐上。

第十二节　小儿遗尿

　　小儿遗尿是指3周岁以上的小儿经常睡中小便自遗、醒后方觉的病证。本病根据其临床表现分为虚实两类，虚证多见于小儿先天不足、素体虚弱或久病之后，失于调养，致肺肾亏虚；实证多见于情志过极，湿热下注，致膀胱开合失司，约束无力而致遗尿。

　　西医学认为一般情况下，孩子在3～4岁开始控制排尿，如果5～6岁以后还经常性尿床，每周二次以上并持续达6个月，医学上就称为"遗尿症"。小儿遗尿分为原发性和继发性遗尿，原发性遗尿是指小儿从小至就诊时一直有遗尿，而继发性遗尿是指小儿曾经停止遗尿至少6个月，以后又发生遗尿。

中药外敷法

方1

【药物组成】龙骨25%，牡蛎25%，丁香15%，肉桂15%，五倍子20%。

【制作方法】将上述药研成粉末状，密封备用。

【临床技法】

❶ 取上药适量用生姜汁调成糊状。

❷ 以乙醇消毒肚脐。

❸ 待乙醇干燥后将准备好的糊状药饼置于神阙穴内，外用伤湿止痛膏固定。

❹ 24小时换药1次。

【参考文献】范荣光，姚丽群.龙牡脐疗散治疗遗尿.现代中医，1996，（4）：217.

【小　贴　士】

若无伤湿止痛膏，其他类膏药亦可。

方2

【药物组成】五倍子、乌药各等量。

【制作方法】将上述药研成粉末状，密封备用。

【临床技法】

❶ 取上药5g加95%乙醇调成糊状。

❷ 以乙醇消毒肚脐。

❸ 待乙醇干燥后将准备好的糊状药饼置于神阙穴内，外用纱布覆盖，胶布固定。

❹ 每晚睡前贴1次，7天为1个疗程，必要时可重复1~2个疗程。

【参考文献】 田琨.中药贴脐治疗儿童遗尿症38例.内蒙古中医药，1996，（4）：40.

【小 贴 士】

（1）腹部皮肤有炎症、破损、溃烂者均不适合进行脐疗。

（2）感觉脐部瘙痒或疼痛，请及时将胶布及药物取下。

（3）注意有无药物过敏史，避免在用药时引起过敏。

方3

【药物组成】生附子、五倍子、覆盆子、桑螵蛸各等份。

【制作方法】将上述药研成粉末状，密封备用。

【临床技法】

❶ 将大葱白捣成泥，加上药适量调成团状。

❷ 以乙醇消毒肚脐。

❸ 待乙醇干燥后将准备好的药团置于神阙穴内，外用纱布覆盖，伤湿止痛膏固定。

❹ 每晚睡前贴1次，次日晨取下，4周为1个疗程。

【参考文献】黄秀庭，黄磊，李秀梅，等.自制中药敷脐膏治疗儿童遗尿症72例.滨州医学院学报，1996，19（3）：311.

【小 贴 士】

若无伤湿止痛膏，其他类膏药亦可。

方4

【药物组成】硫黄50g，冰片20g，肉桂50g，附子50g，麻黄50g，补骨脂50g，半合成椰子油脂150g。

【制作方法】将硫黄、冰片、肉桂研成粉末，附子、麻黄、补骨脂加水煎煮2次，每次2小时，合并煎液，滤过，浓缩成浸膏，研碎。将上述药粉混匀，放入融化的半合成椰子油脂中，搅匀倾入模型中，制成每枚重约1g的圆形片状栓剂即得。

【临床技法】

❶ 用清水将患儿脐窝洗净，擦干。

❷ 取上述药栓1枚，填于脐窝中。

❸ 外用胶布封盖。

❹ 每2天换药1次，1个月为1个疗程。

【参考文献】张明辉，柴树声，王焕芝.小儿止遗脐疗栓的制备与临床疗效.时珍国药研究，1997，8（1）：65.

【小贴士】

（1）腹部皮肤有炎症、破损、溃烂者均不适合进行脐疗。

（2）感觉脐部瘙痒或疼痛，请及时将胶布及药物取下。

（3）注意有无药物过敏史，避免在用药时引起过敏。

方5

【药物组成】炮附子6g，补骨脂12g。

【制作方法】上药共研细末，另取生姜30g捣成泥状，为1次量。

【临床技法】

❶ 将上述药混合拌匀成膏状，填入脐中。

❷ 外用纱布覆盖，胶布固定。

❸ 5天换药1次。

【参考文献】蒋希林，王振涛《中华脐疗大全》。

【小贴士】

（1）腹部皮肤有炎症、破损、溃烂者均不适合进行脐疗。

（2）感觉脐部瘙痒或疼痛，请及时将胶布及药物取下。

方6

【药物组成】白术、白芍、白矾、硫黄、甘草各等份。

【制作方法】将上述药物共研细末，密封备用。

【临床技法】

❶ 每次取药粉0.1g用葱汁（或用水）将药粉调成糊状。

❷ 将药糊敷于脐部。

❸ 3日换药1次。

【参考文献】蒋希林，王振涛《中华脐疗大全》。

【小 贴 士】

（1）腹部皮肤有炎症、破损、溃烂者均不适合进行脐疗。

（2）感觉脐部瘙痒或疼痛，请及时将药物取下。

（3）注意有无药物过敏史，避免在用药时引起过敏。

方7

【药物组成】龙骨15g，醋适量。

【制作方法】龙骨经火煅后研末，用醋将龙骨粉调为糊状。

【临床技法】

❶ 将药糊敷于脐部，外用胶布固定。

❷ 每天换药1次，连用5~7次。

【参考文献】蒋希林，王振涛《中华脐疗大全》。

【小 贴 士】

（1）腹部皮肤有炎症、破损、溃烂者均不适合进行脐疗。

（2）感觉脐部瘙痒或疼痛，请及时将胶布及药物取下。

方8

【药物组成】黑胡椒适量。

【制作方法】将上述药物研成粉末。

【临床技法】

❶ 每晚临睡前将药末填脐，以填满为度。

❷ 用伤湿止痛膏固定。

❸ 24小时后去掉或更换，7次为1个疗程。

【参考文献】蒋希林，王振涛《中华脐疗大全》；杨汉辉.神阙穴的现代应用进展.中医杂志，1986，（1）：37.

【小　贴　士】

若无伤湿止痛膏，其他类膏药亦可。

拔罐法

【临床技法】

❶ 让患儿取仰卧位，暴露腹部，医者用小号火罐，以95%乙醇棉球，采用闪火法，对神阙穴进行拔罐，留罐2~5分钟后起罐。

❷ 每日治疗1次，10次为1个疗程，共2个疗程。

【参考文献】王玉兰，卢天蛟.捏脊配合神阙穴拔罐治疗小儿遗尿42例.中国针灸，2002，30（4）：20.

【小　贴　士】

拔罐过程中在患儿腹部盖上毛毯，以免着凉。注意防止拔罐时间过长以免起水疱。

第十三节　小儿水痘

水痘是一种小儿最常见的出疹性传染病。是由水痘病毒引起的急性出疹性传染病，表现为发热，皮肤黏膜斑丘疹、疱疹、结痂并见、分批出现。可经呼吸道传播、接触疱疹疱浆传播，多见于1~6岁的小儿。

中药外敷法

方1

【药物组成】鲜艾叶1碗，胡椒30粒。

【制作方法】上药两味，同捣烂，调水取汁熬膏。

【临床技法】

❶ 取药膏适量敷于脐部。

❷ 外盖以纱布，以胶布固定。

【参考文献】蒋希林，王振涛《中华脐疗大全》。

【小 贴 士】

本方适用于痘出不快，烦满闷乱，卧睡不定，咳嗽者。

方2

【药物组成】人参、炙黄芪各6g，生姜3大片，糯米1团，川芎3g，官桂1.5g。

【制作方法】上药6味，同捣烂如饼状。

【临床技法】

❶ 取药饼贴于病人脐部。

❷ 以胶布固定。

【参考文献】蒋希林，王振涛《中华脐疗大全》。

【小 贴 士】

本方适用于气虚而血弱，浆不满者。

方3

【药物组成】大黄、石膏、青黛、全蝎、防风各等量。

【制作方法】将上药混合共研细末，贮瓶备用。

【临床技法】

❶ 取药末适量，敷于患儿脐部。

❷ 外盖以纱布，以胶布固定。

【参考文献】蒋希林，王振涛《中华脐疗大全》。

【小贴士】

本方适用于小儿水痘证属湿热炽盛者。

第十四节　小儿麻疹

麻疹是儿童最常见的急性呼吸道传染病之一，感受麻毒时邪（麻疹病毒）引起的急性呼吸道传染病。以发热、咳嗽、鼻塞流涕、泪水汪汪、满身布发红疹、早期口腔内出现麻疹黏膜斑、疹点如麻粒为主要表现，疹退后遗留色素沉着伴糠麸样脱屑为特征。常并发呼吸道疾病如中耳炎、喉-气管炎、肺炎等以及麻疹脑炎、亚急性硬化性全脑炎等严重并发症。

中药外敷法

方1

【药物组成】鲜芫荽（香菜）、鲜紫苏叶、鲜葱白各等份，面粉（适量）。

【制作方法】将诸药混合捣至绒烂，加入面粉少许，再捣至极绒，调匀如膏状，备用。

【临床技法】

❶ 取药膏贴于肚脐和两足心（涌泉穴）上。

❷ 外用纱布固定。

❸ 每天换药1次，一般敷药2~3次，疹子透齐，热退。

【参考文献】蒋希林，王振涛《中华脐疗大全》。

【小贴士】

本方适用于麻疹隐现而出不透，伴见高热不退，烦躁不安。

方2

【药物组成】黑牵牛子、白牵牛子各50g，白矾15g，面粉、米醋适量。

【制作方法】将黑白牵牛子和白矾研碎成末，加入面粉调拌均匀，再掺入米醋适量调和如糊状。

【临床技法】

❶ 取药糊适量分别涂布于肚脐和两足心处。

❷ 用纱布盖上，外以胶布固定。

❸ 每天换药1次，连涂2~3天则疹出透彻。

【参考文献】蒋希林，王振涛《中华脐疗大全》。

【小 贴 士】

本方适用于小儿麻疹，疹发不透，患儿发热气促。

方3

【药物组成】葱白（带根须）不拘量，胡椒7粒，红糖10g。

【制作方法】胡椒研细末，葱白切碎。三味共捣烂。

【临床技法】

❶ 将捣烂的药敷于脐部。

❷ 每次敷3小时左右。

【参考文献】蒋希林，王振涛《中华脐疗大全》。

【小 贴 士】

本方适用于麻疹应出不出，或疹出不齐。

方4

【药物组成】阿魏、桃仁、黑膏药。

【制作方法】将阿魏与桃仁共捣成泥状，每次取0.2~0.4g，放普通小黑膏药上。

【临床技法】

❶ 将黑膏药温化贴脐，外用绷带绕腰扎好。

❷连贴15天。

【参考文献】张秀仁.中药阿魏及雷击散预防麻疹初步观察.江苏中医，1960，（11）：22.

【小 贴 士】

本方适用于预防麻疹。

第十五节 小儿肺炎

小儿肺炎以发热、咳嗽、气促、鼻扇为主要表现，中医学称为"肺炎喘嗽"，一年四季均可发病，多见于冬春季，年龄越小，发病率越高。该病病因有外因与内因之分，外因责之于感受风邪，内因责之于肺脏娇嫩。

脐疗方法

方1

【药物组成】葱白、艾叶各6g。

【制作方法】共捣烂。

【临床技法】包脐眼。另取一份，在虎口上刺出微血后将药包上，热退即去药。

【参考文献】杨济秋《贵州民间方药集》。

【小 贴 士】

避风寒，给予清淡易消化食物。

方2

【药物组成】白毛夏枯草、青蒿各31g。

【制作方法】共捣烂。

【临床技法】包脐眼，热退后去药。

【参考文献】杨济秋《贵州民间方药集》。

【小 贴 士】

避风寒，给予清淡易消化食物。

第八章　五官科病证

第一节　口疮

口疮又称为复发性阿弗他溃疡、复发性阿弗他口炎、复发性口腔溃疡，中医学称之为"口糜""口舌生疮"，是指口腔黏膜长期反复出现孤立的圆形或椭圆形浅层小溃疡，局部有剧烈的烧灼疼痛。是口腔黏膜疾病中发病率最高的一种疾病，普通感冒、消化不良、精神紧张、郁闷不乐等情况均能偶然引起该病的发生。可单发或多发在口腔黏膜的任何部位，以唇黏膜、舌侧缘、舌尖、舌腹、颊黏膜最为常见。轻者可数月发作一次，重者间歇期逐渐缩短，发病期逐渐延长，甚至溃疡此愈彼起，长期不愈。该病具有周期性、复发性及自限性等特点。

灸法

【药物组成】艾条适量。

【临床技法】

❶ 以75%乙醇消毒肚脐。

❷ 待乙醇干燥后，用艾条悬灸神阙，每次半小时。

【参考文献】王晓红.艾灸神阙穴治疗口腔溃疡8例.辽宁中医杂志，1994，21（2）：89.

【小　贴　士】

适于心脾积热型口疮。

中药外敷法

方1　复方吴茱萸散

【药物组成】吴茱萸 30g，冰片 1g。

【制作方法】将上药研末过筛，混合均匀备用。

【临床技法】

❶ 以75%乙醇消毒肚脐。

❷ 待乙醇干燥后，将适量药粉用蜂蜜调匀，置于麝香膏上，敷于神阙穴上。

❸ 每3日换药1次，10次为1个疗程。

【参考文献】王瑞友.复方吴茱萸散贴敷神阙穴治疗复发性口腔溃疡 26例.中国民间疗法，1999，（12）：17.

【小　贴　士】

配制药物时按比例严格配制，且现配现用，以免气候炎热使药物变质失效。

方2

【药物组成】细辛3克。

【制作方法】将药物研细末。

【临床技法】

❶ 置肚脐内，以装平肚脐为度。

❷ 用白胶布覆盖固定，2日后方可去掉。

❸ 一般用1次可愈，若不愈可再用一次。

【参考文献】王进才.细辛敷脐治疗鹅口疮.中成药研究，1981，（4）：45.

【小　贴　士】

适用于小儿鹅口疮属心脾积热者。

方3　口疮散

【药物组成】知母、川黄连、细辛、肉桂、冰片以5∶4∶3∶1∶1比例组成。

【制作方法】将以上药物混匀研末，过100目筛，贮瓶备用。

【临床技法】

❶ 先将脐部用75％乙醇清洗。

❷ 取药1g填于脐窝内。

❸ 以一次性医用透气胶布覆盖固定。

❹ 每日换药1次，7天为1个疗程。

【参考文献】陆山鸣，毛乐，朱远慧，等. 口疮散敷脐治疗小儿口疮40例疗效观察. 中医药导报，2014，（14）：72-73.

【小 贴 士】

（1）适当补充维生素B、维生素C。

（2）注意口腔卫生，饭后、睡前漱口。

（3）饮食宜清淡，忌食过热、辛辣、粗硬的食物。

方4

【药物组成】玄明粉、川黄连、细辛、冰片。

【制作方法】将以上药按4∶3∶2∶1的比例混匀研末。

【临床技法】

❶ 先将脐部用温水清洗。

❷ 取药1~2g敷于脐部。

❸ 外以胶布覆盖固定。

❹ 每日换药1次。

【参考文献】周韶谷，华凌云. 中药敷脐治疗小儿口疮临床研究. 时珍国医国药，2006，（12）：2579.

【小 贴 士】

适用于心脾积热、阴虚火旺型口疮。

方5

【药物组成】吴茱萸、细辛各3克，川黄连1克，冰片0.5克。

【制作方法】将以上药物混匀研末，研细过80目筛，混匀装瓶备用。

【临床技法】

① 清洁脐窝。

② 取药粉0.5g，加食醋少许调成稀薄糊状，涂于脐部。

③ 复以清艾条点燃后，保持2~3cm距离进行悬灸。

④ 每晚1次，每次30分钟。

⑤ 再以胶布覆盖固定，24小时去除。

【参考文献】郭如冰.药糊填脐合艾灸治疗复发性口疮.安徽医学，1998，（3）：62.

【小 贴 士】

（1）发作期每日治疗1次，一般1~2次疼痛缓解，3~4次溃疡愈合。

（2）缓解期每隔5日治疗1次，1个月为1个疗程。

刺络拔罐法

【药物组成】药罐，针灸针，梅花针。

【临床技法】

① 以75%乙醇消毒肚脐。

② 待乙醇干燥后，用梅花针轻叩数下拔罐10分钟，同时针刺太溪、三阴交，用平补平泻法，内关、足三里用泻法，各留针30分钟，每5分钟行针1次。

③ 针刺每日1次，刺络拔罐隔日1次，10次为1个疗程。

【参考文献】张俊，张德基.神阙穴刺络拔罐治疗顽固性口腔溃疡症.四川中医，1996，14（8）：51.

【小 贴 士】

适于阴虚火旺型口疮。

第二节　口臭

口臭又称为口腔异味。口臭是指从口腔或其他充满空气的空腔中如鼻、鼻窦、咽，所散发出的臭气，它严重影响人们的社会交往和心理健康。

中药外敷法

方1

【药物组成】薄荷脑。

【制作方法】将薄荷脑研为细末。

【临床技法】

❶ 以75%乙醇消毒肚脐。

❷ 待乙醇干燥后，将薄荷脑敷于神阙上，外用胶布固定。

❸ 3~6天换药1次，连用2~3次。

【参考文献】张德健《中医外治法集要》。

【小　贴　士】

除掉膏贴后用软湿棉布轻抹，保持局部干燥、清洁。

方2　细辛斑蝥散

【药物组成】细辛 6g，生南星 1g，斑蝥 1g。

【制作方法】将上药共研为细末，分5次用。

【临床技法】

❶ 以75%乙醇消毒肚脐。

❷ 待乙醇干燥后，用米醋调成糊状，敷于脐部。

❸ 每日1次，4~5天为1个疗程。

【参考文献】蒋希林《中华脐疗大全》。

【小　贴　士】

敷药前详细询问病人是否有过敏史。

第三节　慢性舌炎

舌炎是指舌头发生的各种疾病，常见的有舌部的咬伤、烫伤、溃疡、肿瘤等。还有一些特殊的舌病，是由于发育的缺陷或某些特殊原因造成。

摩脐法

【临床技法】病人平卧，术者立其两侧。先用右掌在胸部沿前正中线从上到下推3遍，次用双掌推胸部两侧7次（从内到外）。完后双掌重叠，绕脐周按摩（先顺时针，后逆时针，各25次）。最后用双掌揉腹部两侧（上下方向）。至脐部有温热感为止。每日2次。

【参考文献】蒋希林，王振涛《中华脐疗大全》。

【小　贴　士】

操作时须匀速、缓慢、柔和、轻松自然。

第四节　麦粒肿

麦粒肿是睫毛毛囊附近的皮脂腺或睑板腺的急性化脓性炎症。临床表现为眼睑皮肤局限性红、肿、热、痛，邻近球结膜水肿。破溃排脓后疼痛缓解，红肿消退。外麦粒肿发生在睫毛根部皮脂腺，表现在皮肤面；内麦粒肿发生在睑板腺，表现在结膜面。

中药外敷法

【药物组成】食盐适量。

【制作方法】将食盐研为细末，备用。

【临床技法】

❶ 以75%乙醇消毒肚脐。

❷ 待乙醇干燥后，将盐放入脐内，填满并隆起为度，上盖一小纸片或小布片，再用胶布固定，每日一换。

【参考文献】高树中《中医脐疗大全》。

【小　贴　士】

除掉膏贴后用软湿棉布轻抹，保持局部干燥、清洁。

第五节　过敏性鼻炎

过敏性鼻炎即变应性鼻炎，是由各种特异性过敏原所引起的多发性鼻病，是指特应性个体接触变应原后，主要由IgE介导的介质（主要是组胺）释放，并有多种免疫活性细胞和细胞因子等参与的鼻黏膜非感染性炎性疾病。其发生的必要条件有3个：特异性抗原即引起机体免疫反应的物质；特应性个体即所谓个体差异、过敏体质；特异性抗原与特应型个体二者相遇。中医学称为鼻鼽，是以突然和反复发作的鼻痒、喷嚏、流清涕、鼻塞为特征的一种常见、多发性疾病，又称"鼽嚏"。本病多因肺气不足，腠理疏松，卫表不固，风寒外邪乘虚而入，犯及鼻窍，邪正相搏，津液停聚，鼻窍壅塞而致病。

拔罐法

方1

【器　　具】玻璃罐1个。

【临床技法】

❶ 以75%乙醇消毒肚脐。

❷ 待乙醇干燥后，在神阙上拔罐。

❸ 留罐5~10分钟，发作期每天1次，缓解期隔天1次，10次为1个疗程，治疗2个疗程。

【参考文献】李翠，苏日亮.神阙穴拔罐配合耳穴压豆治疗过敏性鼻炎40例.山东中医杂志，2010，29（12）：836.

【小 贴 士】

注意防止烫伤。

方2

【器　　具】4号玻璃罐。

【临床技法】

❶ 以75%乙醇消毒肚脐。

❷ 待乙醇干燥后，闪火法迅速使罐具吸附在神阙穴。

❸ 半小时后取下火罐。

❹ 每天拔罐1次，10次为1个疗程，疗程间隔2~3天。

【参考文献】班惠娟.神阙穴拔罐配合针刺治疗过敏性鼻炎38例.针灸临床杂志，2010，26（12）：29.

【小 贴 士】

（1）取罐时发现神阙穴处皮肤青紫瘀斑，属于正常现象。

（2）局部皮肤有破溃者不宜用。

（3）治疗期间，避免接触过敏原刺激。

隔药灸法

【药物组成】黄芪、乌梅、麻黄、细辛、五味子、肉桂以4∶2∶1∶1∶1∶1的比例组成。

【制作方法】将药物各自碾成粉，取6g，姜汁适量调成直径约3cm的面饼。

【临床技法】

❶ 将药饼敷于神阙穴上。点燃精制纯艾条10cm，插入单孔艾灸盒中，放在神阙穴上方。

②艾条距药面1.5cm左右，灸30分钟。

③根据病人热感随时调节艾条高度，病人自觉热感扩散至整个腹部。

④每天1次，治疗6次为1个疗程，共4个疗程。

【参考文献】李鸿霞，许军，谢琼.芪梅散神阙穴温灸治疗过敏性鼻炎疗效观察.新中医，2010，42（12）：95-97.

【小 贴 士】

（1）腹部皮肤有炎症、破损、溃烂者均不适合进行脐疗。

（2）感觉脐部瘙痒或疼痛，请及时将药物取下。

（3）注意有无药物过敏史，避免在用药时引起过敏。

第六节　头痛

头痛是临床常见的症状，通常将局限于头颅上半部，包括眉弓、耳轮上缘和枕外隆突连线以上部位的疼痛统称头痛。头痛病因繁多，神经痛、颅内感染、颅内占位病变、脑血管疾病、颅外头面部疾病，以及全身疾病如急性感染、中毒等均可导致头痛。

中药外敷法

【药物组成】芥菜子适量。

【制作方法】药物研为细末，温水调糊备用。

【临床技法】

❶以75%乙醇消毒肚脐。

❷待乙醇干燥后，将药糊置于脐孔，隔衣以茶盛热汤熨之，汗解。

【参考文献】清·吴师机《理瀹骈文》。

【小 贴 士】

操作时注意保暖，保持室内温暖，适当覆盖衣被。

纳脐法

【药物组成】胡椒、葱白、白草霜适量。

【制作方法】将药物捣丸，备用。

【临床技法】

❶ 以75%乙醇消毒肚脐。

❷ 待乙醇干燥后，将药纳脐中，汗解。

【参考文献】清·吴师机《理瀹骈文》。

【小 贴 士】

操作时注意保暖，保持室内温暖，适当覆盖衣被。

第七节　三叉神经痛

三叉神经痛是最常见的脑神经疾病，以一侧面部三叉神经分布区内反复发作的阵发性剧烈痛为主要表现，在头面部三叉神经分布区域内，发病骤发，骤停，闪电样、刀割样、烧灼样、顽固性、难以忍受的剧烈性疼痛。说话、洗脸、刷牙或微风拂面，甚至走路时都会导致阵发性时的剧烈疼痛。疼痛历时数秒或数分钟，疼痛呈周期性发作，发作间歇期同正常人一样。

中药外敷法

【药物组成】

1号方：穿山甲末100g，厚朴100g，白芍120g，甘草浸膏3g，乳香、没药醇浸液70ml。

2号方：胆南星3g，明雄黄3g，芫花50g，马钱子总碱0.1g，白胡椒挥发油0.05ml。

【制作方法】将1号方烘干研末，加鸡矢藤挥发油2.5ml，冰片少许，每次用200mg，黄酒调糊；2号方共研末备用。

【临床技法】

❶ 以75%乙醇消毒肚脐。

❷ 待乙醇干燥后，将药物敷于脐部。

❸ 疼痛剧烈者，先用1号方，5天换药1次；面部疼挛为主者，先用2号方，5天换药1次，以后交替轮用。

【参考文献】高树中《中医脐疗大全》。

【小 贴 士】

注意有无药物过敏史，避免在用药时引起过敏。

第八节　慢性咽炎

慢性咽炎为咽黏膜、黏膜下及淋巴组织的慢性炎症。弥漫性咽部炎症常为上呼吸道慢性炎症的一部分；局限性咽部炎症则多为咽淋巴组织炎症。症状容易反复发作。

中药外敷法

【药物组成】芥子20g，栀子20g，白芷10g，使君子10g，皂角10g，川芎10g，草乌10g，桃仁10g，芦荟10g，杏仁9g，细辛5g，冰片少许。

【制作方法】将上药共研为末，用生姜汁调膏，备用。

【临床技法】

❶ 以75%乙醇消毒肚脐。

❷ 待乙醇干燥后，将药物敷于脐部。

❸ 每日1次。

【参考文献】李忠《常见病药物脐疗法》。

【小 贴 士】

敷药前详细询问病人是否有过敏史。

第九节　鼻咽癌

鼻咽癌是指发生于鼻咽腔顶部和侧壁的恶性肿瘤，是我国高发恶性肿瘤之一。常见临床症状为鼻塞，涕中带血，耳闷堵感，听力下降，复视及头痛等。鼻咽癌大多对放射治疗具有中度敏感性，放射治疗是鼻咽癌的首选治疗方法。但是对较高分化癌，病程较晚以及放疗后复发的病例，手术切除和化学药物治疗亦属于不可缺少的手段。

艾灸法

【药物组成】艾绒、食盐适量。

【制作方法】制成大艾炷。

【临床技法】

① 以75%乙醇消毒肚脐及周围皮肤。

② 待乙醇干燥后将准备好的用盐填满肚脐，将艾炷置于食盐上。

③ 点燃艾炷顶端，待脐周皮肤微有灼热感，用镊子移除艾炷，更换新艾炷继续治疗。

④ 每天1次，每次10壮，30天为1个疗程。

【参考文献】陈凯，姜翼，温汉平.艾灸神阙穴辅助放化疗治疗鼻咽癌的临床研究.中国中西医结合杂志，2000，20（10）：733-735.

【小贴士】

（1）局部皮肤有破溃者不宜用。

（2）对药物过敏者不宜使用。

（3）本法主要是辅助治疗，减轻放化疗毒副反应。

第一节 抗衰老

隔药灸法

【药物组成】人参、熟附子、川续断、生龙骨、乳香、没药、五灵脂、人工麝香粉等（具体药量不详）。

【制作方法】将麝香粉单包备用，余药混合超微粉碎，密封备用。

【临床技法】

❶ 嘱病人仰卧位，脐部用75%乙醇常规消毒。

❷ 以温开水调面粉成面圈状（长12cm，直径约2cm），将面圈绕脐一周。

❸ 取少许麝香（如米粒大）置于脐内，然后取上述药末适量（8～10g），填满脐孔。

❹ 用艾炷（直径约2.5cm，高约2.5cm）置于药末上，连续施灸10壮，约2小时。

❺ 灸后用医用胶布固封脐中药末，2天后自行揭下，并用温开水清洗脐部。

❻ 每周治疗2次，连续治疗1个月为1个疗程。

【参考文献】高树中，王军. 隔药灸脐法延缓衰老的临床研究. 中国针灸，2007，27（6）：389-402.

【小 贴 士】

（1）施灸时间不宜过长，否则易致脐部皮肤烫伤。

（2）治疗期间禁食鱼虾等发物。

第二节　术后肠麻痹

肠麻痹是指腹部严重创伤，手术后肠蠕动减弱或停止之疾患。中医学属"肠结"范畴，主要症状表现为腹胀、感染。比如，检查腹部叩诊呈鼓音，如果出现坏死渗出可能合并腹腔积液，叩诊可能有移动性浊音，听诊肠鸣音减弱或消失。

中药外敷法

方1　消积散

【药物组成】陈皮3g，木香6g，鸡内金3g。

【制作方法】共研为细末。

【临床技法】

❶ 用米醋调成糊状，置纱布袋内。

❷ 外用绷带捆敷于脐部，每天1次，每天用米醋加湿1次。

【参考文献】孙登军，王慧芳. 消积散敷脐治疗新生儿肠麻痹105例. 滨州医学院学报，2004，（1）：68.

【小　贴　士】

注意保暖、供氧、镇静。

方2

【药物组成】丁香30~60g。

【制作方法】研成细末。

【临床技法】

❶用75%乙醇调和，对酒精过敏者，可用开水调和。

❷敷于脐及脐周，直径6~8cm，纱布用塑料薄膜覆盖，周围胶布固定，以减少乙醇挥发。

【参考文献】李世祥，李鼎建.丁香敷脐治疗麻痹性肠梗阻.中医杂志，1988，（11）：55.

【小 贴 士】

对胶布过敏者可用绷带固定。

方3

【药物组成】芒硝、甘遂各10g，厚朴、枳壳、冰片各6g，甘草3g。

【制作方法】将上药共研细末。

【临床技法】

❶用霍香正气水调成糊状，敷于脐部。

❷以麝香虎骨膏固定，热水袋敷于药上，每6小时换药1次。

【参考文献】何天有，陈玉兰.承气甘遂糊敷脐治疗中毒性肠麻痹.辽宁中医杂志，1992，（4）：40.

【小 贴 士】

本方适用于术后肠麻痹辨证属湿热证者。

方4　温脐散

【药物组成】肉桂1.5g，丁香1.5g，木香1.5g，麝香0.09g。

【制作方法】将上药共研细末。

【临床技法】

❶用熟鸡蛋一个，去蛋黄，将蛋白纳入药末加醋拌匀，涂于脐眼外敷。

❷用绷带固定，同时热敷脐部，加速药物吸收。

【参考文献】张启瑞.敷脐疗法治疗小儿肠麻痹30例疗效观察.中国民间疗法，1998，（4）：20.

【小 贴 士】

本方在不能口服给药，应用灌肠和注射新斯的明无效的情况下进行。

方5

【药物组成】蜂蜜2份，葱白2份，炙甘遂1/5份，生大黄1/5份，丁香2/5份，砂仁1/5份（均以重量计）。

【制作方法】将后四味共研为细末，收于密封瓶内备用。

【临床技法】

❶临用时取适量用蜂蜜调成膏状，再将葱白捣烂与上药共搅匀。

❷先以两层纱布敷脐，上药适量（10~20 g），盖以纱布。

❸电吹风加热或用热水袋外敷，保留6小时，无效再用1次，2次为1个疗程。

【参考文献】荣显会，艾素玲.中药敷脐对腹部手术肠蠕动恢复及粘连性肠梗阻的疗效.中医外治杂志，1998，（2）：22-23.

【小 贴 士】

本方在采用中西药结合的方法治疗基础上进行，常规禁食水，胃肠减压，纠正水电解质酸碱失衡，合理应用抗生素。